専門家のコンセンサスに基づく
ポケット漢方薬ガイド34

ポケット漢方薬ガイド編集委員会　著

南 山 堂

序

　現在漢方薬は広く医療に用いられており，その使用方法に関する解説書もあまた存在するなか，なぜ本ガイドを出版することとなったのか，本ガイドの特徴を述べながら説明したい．

　漢方医学がもっとも頼りにするのは伝統的知識であるが，伝統的知識はその性質上，流派による違いが生じやすい．どの本で学んだか，どの先哲から指導を受けたかで漢方薬の処方の仕方は大きな影響を受ける．従来の解説書は，当該部分を執筆した著者の知識を表現しており，特定の流派の考えに基づいた内容にならざるを得なかった．これはこれで漢方医学の特徴に沿うものであり，漢方を勉強する際には当然の前提であるとも考えられる．しかし漢方を学び始める場合，最初の段階ではできるだけ普遍的な考えを知識として取り入れ，それを基に発展させてゆく方が合理的であろう．この段階で漢方学習が終了してしまう場合はなおさらである．

　本ガイドの目的は，漢方初学者にできるだけ一般的・普遍的な漢方薬の使い方を習得していただくことである．そのため，これは本ガイドの最大の特徴であるが，内容はすべて8人の漢方専門医の合意形成で決めた．もちろん内容の一字一句にわたり8人すべてが完全に同意したわけではないが，この表現であれば受け入れ可能というレベルになるまで議論を重ねた内容を反映した．つまり本ガイドでは，8人各々の考えが相違する部分はそぎ落とし，共通認識部分を表現することでできうる限りの普遍化を図った．

　もっとも，たかだか8人が合意しただけで日本の普遍的な考えであるというのはおこがましいし，そもそも普遍的とは何かという議論も必要であろう．ただ，合意形成に関わった8人の漢方専門医はそれぞれが経験豊富な漢方臨床医であるとともに，日本の漢方医学教育界においても重要な役割を果たしている．その意味で本ガイドの目的を達し得るレベルの普遍性は担保されたのではないかと考えている．この点，読者諸氏のご批判を仰ぎたい．

　なお本ガイドは，文部科学省 革新的イノベーション創出プログラム（COI STREAM）北海道大学 COI『食と健康の達人』（JPMJCE1301）のサテライト拠点の活動の一環として支援を受けた研究に付随して作成されたものである．

2021 年 6 月

ポケット漢方薬ガイド編集委員会

執筆者一覧

○新井　　信　　東海大学医学部専門診療学系漢方医学　教授

○小田口　浩　　北里大学東洋医学総合研究所　所長

○柴原直利　　富山大学和漢医薬学総合研究所　教授

○嶋田　　豊　　富山大学医学部和漢診療学講座　教授

○並木隆雄　　千葉大学医学部附属病院和漢診療科　診療教授

○花輪壽彦　　北里大学東洋医学総合研究所　名誉所長

○三潴忠道　　福島県立医科大学会津医療センター漢方医学講座　教授

○村松慎一　　自治医科大学地域医療学センター東洋医学部門　教授

　関根麻理子　　北里大学東洋医学総合研究所 EBM センター　室長

　若杉安希乃　　北里大学東洋医学総合研究所 EBM センター　室長

○：合意形成に加わった 8 名の漢方専門医

掲載した 34 漢方方剤の選定理由

「ポケット漢方薬ガイド編集委員会」では，以下 2 点を基準に議論を重ね，掲載する漢方方剤を選定した．

❶ 各施設における処方頻度

北里大学東洋医学総合研究所の予備調査では，初診患者の約 8 割は 30 の漢方方剤で治療されていることが判明した．そこで，掲載する漢方方剤の数を 30 程度と決めた．そして，各施設における処方頻度を調査し，60 程度の漢方方剤を候補とした．

❷ 漢方医学的病態からの観点

上記候補を基に，漢方医学的病態（虚実，寒熱，気血水，六病位，一部五臓論）を網羅するという観点から漢方方剤を絞り込んだ．具体的には，処方頻度を優先したうえで，虚実，寒熱，気虚，気滞，気逆，血虚，瘀血，水滞，津液不足，太陽病，陽明病，少陽病，太陰病，少陰病，厥陰病といった各病態を網羅しているかどうかを考慮し，最終的に 34 の漢方方剤を選択した．

選択された 34 漢方方剤

- 黄連解毒湯
- 葛根湯
- 加味逍遙散
- 桂枝湯
- 桂枝茯苓丸
- 香蘇散
- 五苓散
- 柴胡加竜骨牡蛎湯
- 柴胡桂枝乾姜湯
- 柴胡桂枝湯
- 四逆散
- 十全大補湯
- 小建中湯
- 小柴胡湯
- 小青竜湯
- 真武湯
- 大建中湯
- 大柴胡湯
- 大承気湯
- 当帰四逆加呉茱萸生姜湯
- 当帰芍薬散
- 人参湯
- 麦門冬湯
- 八味丸
- 半夏厚朴湯
- 半夏瀉心湯
- 白虎加人参湯
- 茯苓四逆湯
- 防已黄耆湯
- 補中益気湯
- 麻黄湯
- 麻黄附子細辛湯
- 抑肝散
- 六君子湯

Contents

付録

本書の使い方

- 本書では各方剤を 4 ページで構成しています.
- 前半 2 ページは方剤の添付文書情報をまとめました.
- 後半 2 ページは問診，舌診・脈診・腹診，漢方医学的病態，鑑別などをまとめました.
- 前半の **Key point** と**後半**（2 ページ）は専門家のコンセンサスを得られた情報です.

副作用発現に特に注意が必要な生薬のため，当該生薬が含まれる場合は●とした

効果がある患者の典型例（まずは使ってみてほしい症例）を一言で表現

各製薬会社等の略号
- オ：オースギ
- ク：クラシエ
- コ：小太郎
- 三：三和
- J：ジェーピーエス
- ジ：ジュンコウ
- 虎：太虎堂
- ツ：ツムラ
- テ：テイコク
- 東：東洋
- 本：本草
- 松：マツウラ

カ ミ ショウヨウサン
加味逍遙散

注意が必要な生薬
甘草 ● 大黄 ○ 麻黄 ○

注意が必要な患者
妊産婦 ！ 小児 － 高齢者 ⚠

オ24 ク24 コ24 三－ J24 ジ24 虎24 ツ24 テ24 東16 本24 松24
※アイコン，製薬会社等の略号は「本書の使い方」(p.x) 参照

Key Point 更年期症候群，月経前症候群に

効能または効果（保険適用）

Ａ オ ク J ジ 虎 ツ テ 東 本 松 　Ｂ コ

Ａ 体質虚弱な婦人で，肩がこり，疲れやすく，精神不安などの精神神経症状，ときに便秘の傾向のある次の諸症：冷え症，虚弱体質，月経不順，月経困難，更年期障害，血の道症

Ｂ 頭痛，頭重，のぼせ，肩こり，倦怠感などがあって食欲減退し，便秘するもの．神経症，不眠症，更年期障害，月経不順，胃神経症，胃アトニー症，胃下垂症，胃拡張症，便秘症，湿疹

剤形

▶ 顆粒 オ J 虎 ツ テ 本 松
▶ 細粒 ク ジ コ 東
▶ 散剤 虎

用法・用量

用法
▶ 食前または食間 2〜3 回
　　オ ク コ J ジ ツ 松
▶ 食前または食間 3 回 虎 本
▶ 食前 3 回 テ
▶ 空腹時 3 回 東

用量（1 日製剤量）
▶ 9.0 g テ
▶ 7.5 g オ コ J ツ 東 本 松
▶ 6.0 g ク ジ 虎

10

妊産婦	❗	妊婦又は妊娠している可能性のある婦人には投与しないことが望ましい
	➖	妊娠中の投与に関する安全性は確立していないので，妊婦又は妊娠している可能性のある婦人には，治療上の有益性が危険性を上回ると判断される場合にのみ投与すること
高齢者	△	一般に高齢者では生理機能が低下しているので減量するなど注意すること
小 児	❗	小児等には慎重に投与すること
	➖	小児等に対する安全性は確立していない（使用経験が少ない）

■ 使用上の注意（主な注意点を抜粋）

慎重投与

- 著しく胃腸の虚弱な患者［食欲不振，胃部不快感，悪心，嘔吐，腹痛，下痢等があらわれることがある］
- 食欲不振，悪心，嘔吐のある患者［これらの症状が悪化するおそれがある］

重大な副作用

- 偽アルドステロン症
- ミオパチー
- 肝機能障害，黄疸
- 腸間膜静脈硬化症

重要な基本的注意

- 本剤にはカンゾウが含まれているので，血清カリウム値や血圧値等に十分留意し，異常が認められた場合には投与を中止すること．
- サンシシ含有製剤の長期投与（多くは5年以上）により，大腸の色調異常，浮腫，びらん，潰瘍，狭窄を伴う腸管膜静脈硬化症があらわれるおそれがある．長期投与する場合にあっては，定期的にCT，大腸内視鏡等の検査を行うことが望ましい．

■ 組成

当帰
▶ トウキ 3.0 g

芍薬
▶ シャクヤク 3.0 g

白朮／蒼朮
▶ ビャクジュツ 3.0 g
　オ ク コジ 虎 テ 東 本 松
▶ ソウジュツ 3.0 g
　コ ツ

茯苓
▶ ブクリョウ 3.0 g

柴胡
▶ サイコ 3.0 g

牡丹皮
▶ ボタンピ 2.0 g

山梔子
▶ サンシシ 2.0 g

甘草 △
▶ カンゾウ 2.0 g
　コ ジ テ 東 本
▶ カンゾウ 1.5 g
　オ ク 虎 ツ 松

生姜
▶ 生ショウキョウ 2.0 g
　東
▶ ショウキョウ 1.5 g
　虎
▶ ショウキョウ 1.0 g
　コ ジ ツ テ 本 松
▶ ショウキョウ 0.5 g
　オ ク

薄荷
▶ ハッカ 1.0 g

組成，含有量が異なるものは，生薬別に列挙している
副作用発現に特に注意が必要な生薬には△を記載した

11

その症状・所見がある場合にその方剤を選択する方向に傾く（その方剤の効果が得られやすい）

加味逍遙散 カミショウヨウサン

問診

- 睡眠：眠れない
- 食欲：ー
- 小便：ー
- 大便：ー
- 全身：疲労倦怠感（顔）
- 精神：憂うつ，不安感，**イライラ**，驚きやすい，感情の起伏が激しい
- 頭：頭痛，頭重，めまい，**のぼせ**
- 目：目が疲れる，クマができやすい
- 鼻：ー

下線部分は，特に重要な所見

- 耳：ー
- 口：ー
- のど：ー
- 胸：動悸
- 腹：ー
- 皮膚：ー
- 月経：月経不順，月経痛，**月経前の不調**
- こり：肩
- 痛み：ー
- 冷え：手，足
- ほてり：顔

舌診・脈診・腹診

- 舌：暗紅舌，瘀点・瘀斑，紅点，舌下の静脈怒張
- 脈：ー
- 腹：胸脇苦満，**腹部動悸（臍上），下腹部の圧痛（臍傍部）**

腹診

※腹診図の表現は「本書の使い方」(p.xiv) 参照

詳しくは p.*xiv* へ

詳しくは p.*xv* へ

漢方医学的病態

- 虚実：虚実
- 寒熱：寒熱
- 気血水：気逆，瘀血

- 下焦の虚：ー
- 六病位：少陽

12

鑑別

▶ **桂枝茯苓丸** ケイシブクリョウガン(p.18)
- 共通点 月経に関連した心身の不調，下腹部の圧痛所見など，瘀血の徴候が見られる.
- 相違点 より実証で，臍傍に硬結が認められる.

▶ **半夏厚朴湯** ハンゲコウボクトウ(p.98)
- 共通点 不眠，動悸，めまいなど多彩な症状を呈する.
- 相違点 のどの閉塞感，心窩部つかえ感，腹部膨満感など気滞の症状を認める.

▶ **抑肝散** ヨクカンサン(p.130)
- 共通点 イライラや興奮，不眠を認める.
- 相違点 歯ぎしりや易怒などの興奮症状があり，腹診で腹直筋攣急を認める.

▶ **当帰芍薬散** トウキシャクヤクサン(p.82)
- 共通点 虚証で，月経関連症状を認める. 腹診で下腹部の圧痛所見を認める.
- 相違点 顔色が青白く，むくみを認める.

共通点 ：その所見があるときは両者の鑑別が問題となる

相違点 ：その所見があるときは，もう一方の方剤よりも当該方剤を選ぶ方が妥当（効果が得られやすい）

step forward
- イライラ感は使用目標の一つとなるが，抑肝散証(抑肝散が適応となる漢方医学的病態)の場合は第三者に対しての怒りが攻撃的であるのに対し，加味逍遙散証(加味逍遙散が適応となる漢方医学的病態)では怒りが内向的である.
- 種々の愁訴が時々刻々と変動することが特徴である.
- 更年期症候群などによるホット・フラッシュに有用である.

知識として知っておくことで当該方剤の応用範囲が広がったり方意がわかりやすくなったりする知恵

13

腹診所見の表現

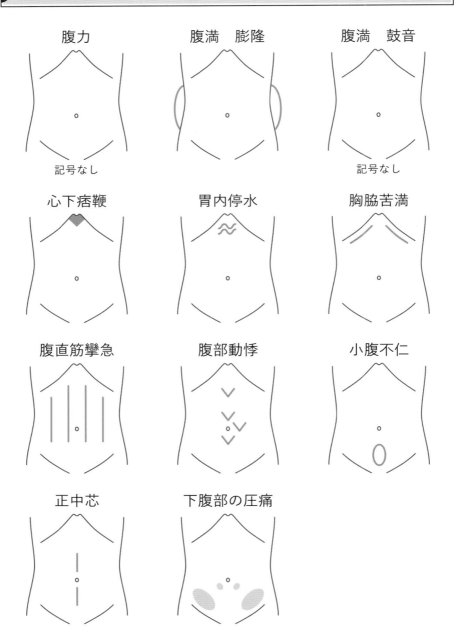

腹力

腹満　膨隆

腹満　鼓音

記号なし

記号なし

心下痞鞕

胃内停水

胸脇苦満

腹直筋攣急

腹部動悸

小腹不仁

正中芯

下腹部の圧痛

漢方医学的病態の解説

虚実 闘病反応の基となる抵抗力・反応力の強弱	**虚**	体力の不足を基礎とした，抵抗力・反応力の低下した状態
	実	体力の充実を基礎とした，抵抗力・反応力の充実した状態
寒熱 冷えと熱に反映される身体機能の活動度	**寒**	機能が低下して不活発なため冷える状態
	熱	機能が高上して活発なため熱を発生する状態
気 生命活動を営む根源的エネルギー	**気虚**	気が量的に不足した病態
	気滞	気のめぐりが悪くなって滞った病態
	気逆	気が頭部へ逆上した病態
血 生体の栄養・代謝などの物質的側面を支える働きを担って生体を巡行する赤色の液体	**血虚**	血が量的に不足した病態
	瘀血	血の流れが滞った病態
水 生体の栄養・代謝などの物質的側面を支える働きを担って生体を滋潤する無色の液体	**水滞**	水の流れが滞って部分的あるいは全身的に水分過多が生じている状態
	津液不足	水の産生不足や消耗過多，あるいは水の流れの滞りにより部分的あるいは全身的に潤いが不足している状態
下焦の虚	成長・老化に関連する症状や下半身の機能低下，腎虚に同じ	
六病位 『傷寒論』における疾患の進行を示す六つの病態分類	**太陽**	かぜのひき始めなどで，症状所見が体表部にとどまっている状態
	陽明	病変が完全に身体深部に移り，高熱が持続する状態
	少陽	悪寒と発熱が交互に出現し（往来寒熱），食べ物の味がまずく，食欲が低下した状態
	太陰	消化管を中心に機能が衰え，気力と体力が低下した状態
	少陰	さまざまな臓腑の機能がより低下し，倦怠感が強まった状態
	厥陰	冷えが身体深部まで及び，諸臓腑機能が著しく低下した重篤な状態

34 漢方方剤解説

黄連解毒湯

オウレン ゲ ドク トウ

注意が必要な生薬

| 甘草 ○ | 大黄 ○ | 麻黄 ○ |

注意が必要な患者

| 妊産婦 − | 小児 − | 高齢者 △ |

オ15 ク15 コ15 三15 J15 ジ15 虎15 ツ15 テ15 東8 本15 松 −

※アイコン，製薬会社等の略号は「本書の使い方」(p.x)参照

Key Point 熱感の強い皮膚のかゆみに

効能または効果（保険適用）

A オクコ三Jジ虎ツテ東本

A 比較的体力があり，のぼせぎみで顔色赤く，いらいらする傾向のある次の諸症：鼻出血，高血圧，不眠症，ノイローゼ，胃炎，二日酔，血の道症，めまい，動悸，湿疹・皮膚炎，皮膚瘙痒症

剤形

▶ 顆粒 オ J 虎 ツ テ 本
▶ 細粒 ク コ 三 ジ 東
▶ 錠剤 オ ク
▶ カプセル コ

用法・用量

用法

▶ 食前または食間 2～3 回 オ ク コ J ジ ツ
▶ 食前または食間 3 回 三 虎 本
▶ 食前 3 回 テ
▶ 空腹時 3 回 東

用量（1 日製剤量）

▶ 7.5 g J ツ テ 本
▶ 6.0 g ク 細粒 コ 細粒
▶ 4.5 g オ 顆粒 三 ジ 虎 東
▶ 18 錠(5.94 g) ク 錠剤
▶ 15 錠(4.65 g) オ 錠剤
▶ 6 カプセル(2.16 g) コ カプセル

■ 使用上の注意（主な注意点を抜粋）

慎重投与

- 著しく体力の衰えている患者［副作用があらわれやすくなり，その症状が増強されるおそれがある］

重要な基本的注意

- サンシシ含有製剤の長期投与（多くは 5 年以上）により，大腸の色調異常，浮腫，びらん，潰瘍，狭窄を伴う腸管膜静脈硬化症があらわれるおそれがある．長期投与する場合にあっては，定期的に CT，大腸内視鏡等の検査を行うことが望ましい．

重大な副作用

- 間質性肺炎
- 肝機能障害，黄疸
- 腸間膜静脈硬化症

■ 組成

黄連

- ▶ オウレン 2.0 g
  ジ ツ テ 東
- ▶ オウレン 1.5 g
  オ ク コ 三 ノ 虎 本

黄芩

- ▶ オウゴン 3.0 g

黄柏

- ▶ オウバク 3.0 g
  オ 虎
- ▶ オウバク 2.0 g
  ジ テ 東
- ▶ オウバク 1.5 g
  ク コ 三 ノ ツ 本

山梔子

- ▶ サンシシ 3.0 g
  オ 虎
- ▶ サンシシ 2.0 g
  ク コ 三 ノ ジ ツ テ 東 本

問診

- 睡眠：**眠れない**
- 食欲：―
- 小便：―
- 大便：―
- 全身：―
- 精神：イライラ
- 頭：頭痛，めまい，**のぼせ**
- 目：―
- 鼻：鼻血
- 耳：―
- 口：口内炎ができやすい
- のど：―
- 胸：―
- 腹：**みぞおちの不快感**
- 皮膚：かゆみ
- 月経：―
- こり：―
- 痛み：―
- ふるえ：―
- 冷え：―
- ほてり：顔
- 関節のはれ：―

舌診・脈診・腹診

- 舌：紅舌，中苔，白黄苔，**黄苔**
- 脈：実
- 腹：心下痞鞕（しんか ひこう）

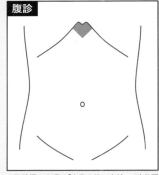

腹診

※腹診図の表現は「本書の使い方」(p.xiv) 参照

漢方医学的病態

- 虚実：虚実
- 寒熱：寒熱
- 気血水：―
- 下焦の虚：―
- 六病位：少陽

鑑別

▶ **白虎加人参湯** ビャッコカニンジントウ (p.106)

〔共通点〕 皮膚瘙痒感，体熱感がみられ，舌に黄苔を認める．

〔相違点〕 発汗により体液が欠乏し，激しい口渇を訴える．のぼせ傾向はない．

▶ **三黄瀉心湯** サンオウシャシントウ

〔共通点〕 のぼせ，不眠，鼻出血，自覚的な心窩部のつかえ感を認める．

〔相違点〕 便秘がある．

▶ **半夏瀉心湯** ハンゲシャシントウ (p.102)

〔共通点〕 不眠や心窩部不快感があり，口内炎ができやすく，腹診で心下痞鞕を認める．

〔相違点〕 悪心・嘔吐，下痢が認められる．

---

step forward

- 宿酔（二日酔い）の際に本方剤の証となることが多い．すなわち，頭痛，のぼせ，心窩部不快感などである．口渇・むくみ傾向が主体であれば五苓散を使用あるいは併用する．
- 苦味が強くて飲みにくい場合は，カプセル化されたエキス剤を使用するとよい．

葛根湯
カッコントウ

注意が必要な生薬

| 甘草 ○ | 大黄 ○ | 麻黄 ○ |

注意が必要な患者

| 妊産婦 ■ | 小児 ■ | 高齢者 △ |

| オ 1 | ク 1 | コ 1 | 三 17 | J 1 | ジ 1 | 虎 1 | ツ 1 | テ 1 | 東 13 | 本 1 | 松 1 |

※アイコン，製薬会社等の略号は「本書の使い方」(p.x)参照

Key Point 項背部がこる感冒の初期に

■ 効能または効果（保険適用）

A ツ　**B** コ　**C** 三　**D** オ ク J ジ 虎 テ 東 本 松

A 自然発汗がなく頭痛，発熱，悪寒，肩こり等を伴う比較的体力のあるものの次の諸症：感冒，鼻かぜ，熱性疾患の初期，炎症性疾患（結膜炎，角膜炎，中耳炎，扁桃腺炎，乳腺炎，リンパ腺炎），肩こり，上半身の神経痛，じんましん

B 頭痛，発熱，悪寒がして，自然発汗がなく，項，肩，背などがこるもの，あるいは下痢するもの．感冒，鼻かぜ，蓄膿症，扁桃腺炎，結膜炎，乳腺炎，湿疹，蕁麻疹，肩こり，神経痛，偏頭痛

C 比較的体力があって頭痛・発熱・悪寒して自然の発汗がなく肩や背などがこるものの次の諸症．感冒・鼻かぜ・へんとう腺炎・中耳炎・蓄のう症・結膜炎・乳腺炎・肩こり・腕神経痛

D 感冒，鼻かぜ，頭痛，肩こり，筋肉痛，手や肩の痛み

■ 剤形

▶ 顆粒　オ J 虎 ツ テ 本 松
▶ 細粒　ク コ 三 ジ 東
▶ 錠剤　オ ク

■ 用法・用量

用法

▶ 食前または食間 2～3 回　オ ク コ J ジ ツ 松
▶ 食前または食間 3 回　三 虎 本
▶ 食前 3 回　テ
▶ 空腹時 3 回　東

用量（1 日製剤量）

▶ 7.5 g　オ 顆粒 ク 細粒 コ 三 J 虎 ツ テ 本
▶ 6.0 g　ジ 東 松
▶ 15 錠（4.65 g）　オ 錠剤
▶ 18 錠（5.94 g）　ク 錠剤

■ 使用上の注意（主な注意点を抜粋）

慎重投与

- 病後の衰弱期，著しく体力の衰えている患者［副作用があらわれやすくなり，その症状が増強されるおそれがある］
- 著しく胃腸の虚弱な患者［食欲不振，胃部不快感，悪心，嘔吐等があらわれることがある］
- 食欲不振，悪心，嘔吐のある患者［これらの症状が悪化するおそれがある］
- 発汗傾向の著しい患者［発汗過多，全身脱力感等があらわれることがある］
- 狭心症，心筋梗塞等の循環器系の障害のある患者，またはその既往歴のある患者［これらの疾患および症状が悪化するおそれがある］
- 重症高血圧症の患者［これらの疾患および症状が悪化するおそれがある］
- 高度の腎障害のある患者［これらの疾患および症状が悪化するおそれがある］
- 排尿障害のある患者［これらの疾患および症状が悪化するおそれがある］
- 甲状腺機能亢進症の患者［これらの疾患および症状が悪化するおそれがある］

重要な基本的注意

- 本剤にはカンゾウが含まれているので，血清カリウム値や血圧値等に十分留意し，異常が認められた場合には投与を中止すること．

重大な副作用

- 偽アルドステロン症
- ミオパチー
- 肝機能障害，黄疸

■ 組成

葛根
- ▶ カッコン 8.0 g
  - ［ク］細粒［Ｊ］［ジ］［虎］［本］
- ▶ カッコン 4.0 g
  - ［オ］［ク］錠剤［コ］［三］［ツ］［テ］［東］［松］

麻黄 ⚠
- ▶ マオウ 4.0 g
  - ［ク］細粒［コ］［Ｊ］［ジ］［虎］［本］
- ▶ マオウ 3.0 g
  - ［オ］［ク］錠剤［三］［ツ］［テ］［東］［松］

大棗
- ▶ タイソウ 4.0 g
  - ［ク］細粒［Ｊ］［ジ］［虎］［本］
- ▶ タイソウ 3.0 g
  - ［オ］［ク］錠剤［コ］［三］［ツ］［テ］［東］［松］

桂皮／桂枝
- ▶ ケイヒ 3.0 g
  - ［ク］細粒［Ｊ］［ジ］［虎］［本］
- ▶ ケイヒ 2.0 g
  - ［オ］［ク］錠剤［コ］［三］［ツ］［テ］［松］
- ▶ ケイシ 2.0 g
  - ［東］

芍薬
- ▶ シャクヤク 3.0 g
  - ［ク］細粒［Ｊ］［ジ］［虎］［本］
- ▶ シャクヤク 2.0 g
  - ［オ］［ク］錠剤［コ］［三］［ツ］［テ］［東］［松］

甘草 ⚠
- ▶ 2.0 g

生姜
- ▶ 生ショウキョウ 3.0 g
  - ［東］
- ▶ ショウキョウ 2.0 g
  - ［ツ］
- ▶ ショウキョウ 1.0 g
  - ［オ］［ク］［コ］［三］［Ｊ］［ジ］［虎］［テ］［本］［松］

葛根湯 カッコントウ

問診

- 睡眠：—
- 食欲：—
- 小便：—
- 大便：—
- 全身：**汗をかきにくい**
- 精神：—
- 頭：**頭痛**，頭重
- 目：—
- 鼻：粘っこい鼻水，鼻がつまる
- 耳：—
- 口：—
- のど：のどの痛み
- 胸：—
- 腹：—
- 皮膚：—
- 月経：—
- こり：**首，肩**
- 痛み：—
- 冷え：—
- ほてり：—

舌診・脈診・腹診

- 舌：—
- 脈：**浮，実**
- 腹：—

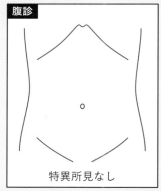

腹診

特異所見なし

※腹診図の表現は「本書の使い方」(p.xiv) 参照

漢方医学的病態

- 虚実：虚実
- 寒熱：寒熱
- 気血水：—
- 下焦の虚：—
- 六病位：太陽

鑑別

▶ **麻黄湯**　マオウトウ(p.122)

　(共通点) 実証で，悪寒，頭痛，発熱を認める．発汗はなく，脈は浮いて緊張している．

　(相違点) 筋肉痛や関節痛が強い．

▶ **小青竜湯**　ショウセイリュウトウ(p.58)

　(共通点) 発熱，鼻閉，くしゃみが認められる．

　(相違点) 水様性鼻汁や水様性喀痰が認められ，腹診で胃内停水を認める．

▶ **桂枝湯**　ケイシトウ(p.14)

　(共通点) 発熱・頭痛があり，脈が浮いている．

　(相違点) 自然発汗が認められ，脈の緊張は弱い．

step forward

- 感冒初期に使用する漢方薬として有名だが，項背部のこりや副鼻腔炎など，慢性的な病態にも応用される．
- 頭痛・悪寒・項背部のこりなど，太陽病の証がある一方で，腹満や下痢症状がある場合は，太陽病と陽明病の合病〔主たる病位は太陽病だが，陽明病（消化器）症状である下痢を呈する〕であり，葛根湯の適応となる．
- 臍の上部に圧痛（大塚の圧痛点）があれば，葛根湯の適応と考えられている．

加味逍遙散
カ　ミ　ショウヨウサン

注意が必要な生薬
甘草 ● 　大黄 ○ 　麻黄 ○

注意が必要な患者
妊産婦 ❗ 　小児 ➖ 　高齢者 △

オ24 ク24 コ24 三 - J24 ジ24 虎24 ツ24 テ24 東16 本24 松24

※アイコン，製薬会社等の略号は「本書の使い方」(p.x)参照

Key Point ▶ 更年期症候群，月経前症候群に

■ 効能または効果（保険適用）

Ⓐ オ ク J ジ 虎 ツ テ 東 本 松 　　Ⓑ コ

Ⓐ 体質虚弱な婦人で，肩がこり，疲れやすく，精神不安などの精神神経症状，ときに便秘の傾向のある次の諸症：冷え症，虚弱体質，月経不順，月経困難，更年期障害，血の道症

Ⓑ 頭痛，頭重，のぼせ，肩こり，倦怠感などがあって食欲減退し，便秘するもの．神経症，不眠症，更年期障害，月経不順，胃神経症，胃アトニー症，胃下垂症，胃拡張症，便秘症，湿疹

■ 剤形

▶ 顆粒　オ J 虎 ツ テ 本 松
▶ 細粒　ク コ ジ 東
▶ 散剤　虎

■ 用法・用量

用法
▶ 食前または食間 2〜3 回
　　オ ク コ J ジ ツ 松
▶ 食前または食間 3 回　虎 本
▶ 食前 3 回　テ
▶ 空腹時 3 回　東

用量（1 日製剤量）
▶ 9.0 g　テ
▶ 7.5 g　オ コ J ツ 東 本 松
▶ 6.0 g　ク ジ 虎

■ 使用上の注意（主な注意点を抜粋）

慎重投与
- 著しく胃腸の虚弱な患者［食欲不振，胃部不快感，悪心，嘔吐，腹痛，下痢等があらわれることがある］
- 食欲不振，悪心，嘔吐のある患者［これらの症状が悪化するおそれがある］

重大な副作用
- 偽アルドステロン症
- ミオパチー
- 肝機能障害，黄疸
- 腸間膜静脈硬化症

重要な基本的注意
- 本剤にはカンゾウが含まれているので，血清カリウム値や血圧値等に十分留意し，異常が認められた場合には投与を中止すること．
- サンシシ含有製剤の長期投与（多くは5年以上）により，大腸の色調異常，浮腫，びらん，潰瘍，狭窄を伴う腸管膜静脈硬化症があらわれるおそれがある．長期投与する場合にあっては，定期的にCT，大腸内視鏡等の検査を行うことが望ましい．

■ 組成

当帰
▶ トウキ 3.0 g

芍薬
▶ シャクヤク 3.0 g

白朮／蒼朮
▶ ビャクジュツ 3.0 g
〔オ〕〔ク〕〔コ〕〔ジ〕〔虎〕〔テ〕〔東〕〔本〕〔松〕
▶ ソウジュツ 3.0 g
〔J〕〔ツ〕

茯苓
▶ ブクリョウ 3.0 g

柴胡
▶ サイコ 3.0 g

牡丹皮
▶ ボタンピ 2.0 g

山梔子
▶ サンシシ 2.0 g

甘草 ⚠
▶ カンゾウ 2.0 g
〔コ〕〔J〕〔ジ〕〔テ〕〔東〕〔本〕
▶ カンゾウ 1.5 g
〔オ〕〔ク〕〔虎〕〔ツ〕〔松〕

生姜
▶ 生ショウキョウ 2.0 g
〔東〕
▶ ショウキョウ 1.5 g
〔虎〕
▶ ショウキョウ 1.0 g
〔コ〕〔J〕〔ジ〕〔ツ〕〔テ〕〔本〕〔松〕
▶ ショウキョウ 0.5 g
〔オ〕〔ク〕

薄荷
▶ ハッカ 1.0 g

加味逍遙散 カミショウヨウサン

問診

- 睡眠：眠れない
- 食欲：―
- 小便：―
- 大便：―
- 全身：疲労倦怠感，汗をかきやすい（顔）
- 精神：憂うつ，不安感，**イライラ**，驚きやすい，感情の起伏が激しい
- 頭：頭痛，頭重，めまい，**のぼせ**
- 目：目が疲れる，クマができやすい
- 鼻：―
- 耳：―
- 口：―
- のど：―
- 胸：動悸
- 腹：―
- 皮膚：―
- 月経：月経不順，月経痛，**月経前の不調**
- こり：肩
- 痛み：―
- 冷え：手，足
- ほてり：顔

舌診・脈診・腹診

- 舌：暗紅舌，瘀点・瘀斑，紅点，舌下の静脈怒張
- 脈：―
- 腹：胸脇苦満_{きょうきょうくまん}，**腹部動悸（臍上）**，**下腹部の圧痛（臍傍部）**

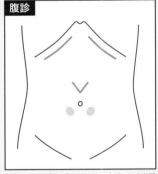

腹診

※腹診図の表現は「本書の使い方」(p.xiv) 参照

漢方医学的病態

- 虚実：虚実
- 寒熱：寒熱
- 気血水：気逆，瘀血
- 下焦の虚：―
- 六病位：少陽

鑑別

▶ **桂枝茯苓丸** ケイシブクリョウガン(p.18)

(共通点) 月経に関連した心身の不調，下腹部の圧痛所見など，瘀血の徴候が見られる．

(相違点) より実証で，臍傍に硬結が認められる．

▶ **半夏厚朴湯** ハンゲコウボクトウ(p.98)

(共通点) 不眠，動悸，めまいなど多彩な症状を呈する．

(相違点) のどの閉塞感，心窩部つかえ感，腹部膨満感など気滞の症状を認める．

▶ **抑肝散** ヨクカンサン(p.130)

(共通点) イライラや興奮，不眠を認める．

(相違点) 歯ぎしりや易怒などの興奮症状があり，腹診で腹直筋攣急を認める．

▶ **当帰芍薬散** トウキシャクヤクサン(p.82)

(共通点) 虚証で，月経関連症状を認める．腹診で下腹部の圧痛所見を認める．

(相違点) 顔色が青白く，むくみを認める．

---

step forward

- イライラ感は使用目標の一つとなるが，抑肝散証(抑肝散が適応となる漢方医学的病態)の場合は第三者に対しての怒りが攻撃的であるのに対し，加味逍遙散証(加味逍遙散が適応となる漢方医学的病態)では怒りが内向的である．
- 種々の愁訴が時々刻々と変動することが特徴である．
- 更年期症候群などによるホット・フラッシュに有用である．

桂枝湯
ケイ シ トウ

注意が必要な生薬

甘草 ● 大黄 ○ 麻黄 ○

注意が必要な患者

妊産婦 ➖ 小児 ➖ 高齢者 △

オ 45 ク ➖ コ 45 三 ➖ J 45 ジ ➖ 虎 ➖ ツ 45 テ 45 東 ➖ 本 45 松 45

※アイコン，製薬会社等の略号は「本書の使い方」(p.x)参照

Key Point ▶ 虚証の感冒の初期に

■ 効能または効果（保険適用）

Ａ オ J ツ テ 本 松 　 Ｂ コ

Ａ 体力が衰えたときの風邪の初期

Ｂ 自然発汗があって，微熱，悪寒するもの．感冒，頭痛，神経痛，関節・筋肉リウマチ，神経衰弱

■ 剤形

▶ 顆粒 オ J ツ テ 本 松
▶ 細粒 コ

■ 用法・用量

用法

▶ 食前または食間 2〜3 回 オ コ J ツ 本 松
▶ 食前 3 回 テ

用量（1 日製剤量）

▶ 7.5 g オ J ツ テ 本
▶ 6.0 g コ
▶ 4.5 g 松

■ 使用上の注意（主な注意点を抜粋）

重要な基本的注意

- 本剤にはカンゾウが含まれているので，血清カリウム値や血圧値等に十分留意し，異常が認められた場合には投与を中止すること．

重大な副作用

- 偽アルドステロン症
- ミオパチー

■ 組成

桂皮
▶ ケイヒ 4.0 g

芍薬
▶ シャクヤク 4.0 g

大棗
▶ タイソウ 4.0 g

生姜
▶ ショウキョウ 1.5 g
　　ツ テ 本

▶ ショウキョウ 1.0 g
　　オ コ J 松

甘草 ⚠
▶ カンゾウ 2.0 g

桂枝湯 ケイシトウ

問診

- 睡眠：―
- 食欲：―
- 小便：―
- 大便：―
- 全身：**汗をかきやすい**
- 精神：―
- 頭：**頭痛**，頭重，のぼせ
- 目：―
- 鼻：くしゃみ
- 耳：―
- 口：―
- のど：―
- 胸：―
- 腹：―
- 皮膚：―
- 月経：―
- こり：―
- 痛み：―
- 冷え：―
- ほてり：顔

舌診・脈診・腹診

- 舌：―
- 脈：**浮，虚**
- 腹：―

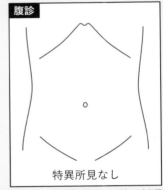

腹診

特異所見なし

※腹診図の表現は「本書の使い方」(p.xiv) 参照

漢方医学的病態

- 虚実：虚 実
- 寒熱：寒 熱
- 気血水：―
- 下焦の虚：―
- 六病位：太陽

鑑別

▶ **麻黄湯** マオウトウ(p.122)

(共通点) 発熱・頭痛などの症状があり，脈が浮いている．

(相違点) 自然発汗は認められず，より悪寒が強く，筋肉痛や関節痛が強い．脈は実である．

▶ **葛根湯** カッコントウ(p.6)

(共通点) 発熱・頭痛があり，脈が浮いている．

(相違点) 自然発汗は認められず，より悪寒が強く，項部のこわばりが強い．脈は実である．

▶ **香蘇散** コウソサン(p.22)

(共通点) 虚証の感冒の初期に用いる．

(相違点) 悪寒はなく，倦怠感を認める．

step forward

● 使用頻度は高くないが，漢方医学を学ぶ際，最も基本的な処方として理解しておく必要のある漢方方剤である．桂枝加芍薬湯，桂枝加竜骨牡蠣湯，桂枝加朮附湯，小建中湯，葛根湯など，本方剤を基本にした漢方方剤は多い．

● 本方剤と麻黄湯を 1/3〜1/2 量ずつ合した桂枝麻黄各半湯(桂麻各半湯)は咽頭痛を伴う感冒や赤みの強い蕁麻疹に効果がある．

桂枝茯苓丸
ケイ シ ブクリョウガン

注意が必要な生薬
甘草 ○ 大黄 ○ 麻黄 ○

注意が必要な患者
妊産婦 ▬ 小児 ▬ 高齢者 △

オ25 ク25 コ25 三27 J25 ジ25 虎25 ツ25 テ25 東34 本25 松25

※アイコン，製薬会社等の略号は「本書の使い方」(p.x)参照

Key Point 冷えやのぼせを伴う月経関連症状に

■ 効能または効果（保険適用）

Ａ オ ク コ J ジ 虎 テ 東 本 松   Ｂ 三   Ｃ ツ

Ａ 比較的体力があり，ときに下腹部痛，肩こり，頭重，めまい，のぼせて足冷えなどを訴える次の諸症：月経不順，月経異常，月経痛，更年期障害，血の道症，肩こり，めまい，頭重，打ち身（打撲症），しもやけ，しみ

Ｃ 体格はしっかりしていて赤ら顔が多く，腹部は大体充実，下腹部に抵抗のあるものの次の諸症：子宮並びにその付属器の炎症，子宮内膜炎，月経不順，月経困難，帯下，更年期障害（頭痛，めまい，のぼせ，肩こり等），冷え症，腹膜炎，打撲症，痔疾患，睾丸炎

Ｂ のぼせ症で充血し易く頭痛，肩こり，めまい，心悸亢進などがあって冷えを伴い下腹部に圧痛を認めるものの次の諸症：月経困難，子宮内膜炎，子宮実質炎，卵巣炎，子宮周囲炎，月経過多，痔出血，湿疹，蕁麻疹，にきび，しみ，皮膚炎，凍傷，打ぼく，皮下出血

■ 剤形

▶ 顆粒　オ J 虎 ツ テ 本 松
▶ 細粒　ク コ 三 ジ 東
▶ 錠剤　ク

■ 用法・用量

用法

▶ 食前または食間 2〜3 回
　オ ク コ ノ ジ ツ 松
▶ 食前または食間 3 回　三 虎 本
▶ 食前 3 回　テ
▶ 空腹時 3 回　東

用量（1 日製剤量）

▶ 7.5 g　J 虎 ツ テ 本
▶ 6.0 g　ク 細粒 コ 東
▶ 4.5 g　オ 三 ジ 松
▶ 18 錠（5.94 g）　ク 錠剤

■ 使用上の注意（主な注意点を抜粋）

慎重投与

• 著しく体力の衰えている患者［副作用があらわれやすくなり，その症状が増強されるおそれがある］

■ 組成

桂皮／桂枝

▶ ケイヒ 4.0 g
　オ ク コ 三 ノ ジ 虎 テ 本 松
▶ ケイヒ 3.0 g
　ツ
▶ ケイシ 4.0 g
　東

茯苓

▶ ブクリョウ 4.0 g
　オ ク コ 三 ノ ジ 虎 テ 東 本 松
▶ ブクリョウ 3.0 g
　ツ

牡丹皮

▶ ボタンピ 4.0 g
　オ ク コ 三 ノ ジ 虎 テ 東 本 松
▶ ボタンピ 3.0 g
　ツ

桃仁

▶ トウニン 4.0 g
　オ ク コ 三 ノ ジ 虎 テ 東 本 松
▶ トウニン 3.0 g
　ツ

芍薬

▶ シャクヤク 4.0 g
　オ ク コ 三 ノ ジ 虎 テ 東 本 松
▶ シャクヤク 3.0 g
　ツ

桂枝茯苓丸 ケイシブクリョウガン

問診

- 睡眠：―
- 食欲：―
- 小便：―
- 大便：痔がある
- 全身：汗をかきやすい(顔)
- 精神：イライラ
- 頭：**頭痛**，めまい，**のぼせ**
- 目：**クマができやすい**
- 鼻：―
- 耳：―
- 口：―
- のど：―
- 胸：―
- 腹：腹痛(下腹部)
- 皮膚：―
- 月経：**月経不順，出血量多い，月経痛**，月経前の不調，帯下が多い(黄色，血性)
- こり：**肩**
- 痛み：―
- 冷え：足
- ほてり：顔

舌診・脈診・腹診

- 舌：**暗紅舌**，瘀点・瘀斑，**舌下の静脈怒張**
- 脈：―
- 腹：**下腹部の圧痛(臍傍部)**

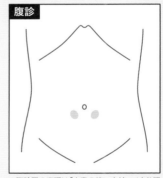

腹診

※腹診図の表現は「本書の使い方」(p.xiv) 参照

漢方医学的病態

- 虚実：中間
- 寒熱：寒 熱
- 気血水：気逆，瘀血
- 下焦の虚：―
- 六病位：少陽

鑑別

▶ **桃核承気湯**　トウカクジョウキトウ

共通点　月経に関連した心身の不調，下腹部の圧痛所見など，瘀血の徴候がみられる.

相違点　月経周期に関連した不眠や興奮などの精神症状があり，のぼせが強く，便秘傾向にある．腹診で左腸骨窩部の強い抵抗・圧痛を認める.

▶ **加味逍遙散**　カミショウヨウサン(p.10)

共通点　月経に関連した心身の不調，下腹部の圧痛所見など，瘀血の徴候がみられる.

相違点　虚証で，イライラ感や不眠などの精神症状，腹診で軽度の胸脇苦満を認める.

▶ **当帰芍薬散**　トウキシャクヤクサン(p.82)

共通点　月経に関連した心身の不調，腹診で下腹部の圧痛所見が認められる.

相違点　虚証で，顔色は青白く，むくみや冷えが強い.

step forward

- 瘀血を治療する基本方剤として有名である．血を調整する生薬として桃仁，牡丹皮，芍薬を含んでいるが，気を調整する桂皮と水を調整する茯苓も含み，精神症状やむくみ症状にも配慮された漢方方剤である.
- 打撲や痔などのうっ血状態，末梢循環障害，動脈硬化性疾患にも使用される.

香蘇散
コウソサン

注意が必要な生薬

| 甘草 ● | 大黄 ○ | 麻黄 ○ |

注意が必要な患者

| 妊産婦 ■ | 小児 ■ | 高齢者 △ |

| オ - | ク - | コ 70 | 三 - | J - | ジ - | 虎 - | ツ 70 | テ 70 | 東 - | 本 - | 松 - |

※アイコン，製薬会社等の略号は「本書の使い方」(p.x)参照

Key Point 虚証の不定愁訴や感冒の初期に

■ 効能または効果（保険適用）

A ツ テ　　**B** コ

A 胃腸虚弱で神経質の人の風邪の初期

B 神経質で，頭痛がして，気分がすぐれず食欲不振を訴えるもの，あるいは頭重，めまい，耳鳴を伴うもの．感冒，頭痛，ジンマ疹，神経衰弱，婦人更年期神経症，神経性月経困難症

■ 剤形

▶ 顆粒　ツ テ
▶ 細粒　コ

■ 用法・用量

用法
▶ 食前または食間 2〜3 回　コ ツ
▶ 食前 3 回　テ

用量（1 日製剤量）
▶ 7.5 g　ツ テ
▶ 6.0 g　コ

■ 使用上の注意（主な注意点を抜粋）

重要な基本的注意

- 本剤にはカンゾウが含まれているので，血清カリウム値や血圧値等に十分留意し，異常が認められた場合には投与を中止すること．

重大な副作用

- 偽アルドステロン症
- ミオパチー

■ 組成

香附子

▶ コウブシ 4.0 g

蘇葉

▶ ソヨウ 2.0 g
　ツ テ

▶ ソヨウ 1.0 g
　コ

陳皮

▶ チンピ 2.5 g
　コ

▶ チンピ 2.0 g
　ツ テ

甘草 ⚠

▶ カンゾウ 1.5 g
　ツ テ

▶ カンゾウ 1.0 g
　コ

生姜

▶ ショウキョウ 2.0 g
　テ

▶ ショウキョウ 1.0 g
　ツ

▶ ショウキョウ 0.8 g
　コ

問診

- 睡眠：眠れない
- 食欲：食欲がない
- 小便：—
- 大便：—
- 全身：疲労倦怠感
- 精神：**憂うつ，不安感，やる気が出ない**
- 頭：頭重
- 目：—
- 鼻：—
- 耳：—
- 口：—
- のど：—
- 胸：—
- 腹：みぞおちの不快感，腹が張る
- 皮膚：—
- 月経：—
- こり：—
- 痛み：—
- 冷え：—
- ほてり：—

舌診・脈診・腹診

- 舌：—
- 脈：沈，虚
- 腹：**腹力虚**

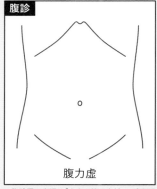

腹診

腹力虚

※腹診図の表現は「本書の使い方」(p.*xiv*) 参照

漢方医学的病態

- 虚実：虚実
- 寒熱：中間
- 気血水：気滞
- 下焦の虚：—
- 六病位：太陰

鑑別

▶ **桂枝湯** ケイシトウ(p.14)

(共通点) 虚証の感冒の初期に用いる.

(相違点) 脈浮,頭痛,発熱,悪寒を認める.

▶ **半夏厚朴湯** ハンゲコウボクトウ(p.98)

(共通点) 種々の心身の機能的な不調を認める.

(相違点) 精神・神経症状よりも腹部膨満感や動悸といった消化器・循環器などの具体的な症状を認める.

---

step forward

- 感冒に用いる場合,ひき始めに悪寒や関節痛はなく,倦怠感を中心に訴えることが使用の目標となる.
- 魚毒を含め,食中毒全般や食物アレルギーにも応用される.
- 漢方薬を服用するたびに発疹が出たりするなどの不調に遭遇し,「私には漢方薬は合わない」と言うような患者さんには,いったん香蘇散を処方するとよい.服用しやすくトラブルも少ないため,次の漢方薬を受け入れる態勢をつくってくれる.

五苓散
ゴ レイ サン

注意が必要な生薬

| 甘草 ○ | 大黄 ○ | 麻黄 ○ |

注意が必要な患者

| 妊産婦 ➖ | 小児 ➖ | 高齢者 △ |

オ ➖ | ク 17 | コ 17 | 三 33 | J 17 | ジ 17 | 虎 17 | ツ 17 | テ 17 | 東 43 | 本 17 | 松 17

※アイコン，製薬会社等の略号は「本書の使い方」(p.x)参照

Key Point 気圧変化で誘発される頭痛やめまいに

■ 効能または効果（保険適用）

A ク J ジ 虎 テ 東 本 松 　　 B コ 　　 C 三 　　 D ツ

A のどが渇いて，尿量が少なく，はき気，嘔吐，腹痛，頭痛，むくみなどのいずれかを伴う次の諸症：水瀉性下痢，急性胃腸炎(しぶり腹のものには使用しないこと)，暑気あたり，頭痛，むくみ

B 咽喉がかわいて，水を飲むにも拘らず，尿量減少するもの，頭痛，頭重，頭汗，悪心，嘔吐，あるいは浮腫を伴うもの．急性胃腸カタル，小児・乳児の下痢，宿酔，暑気当り，黄疸，腎炎，ネフローゼ，膀胱カタル

C 口渇，めまい，頭痛，浮腫などのあるものの次の諸症：急性胃腸カタル，はきけ，ネフローゼ

D 口渇，尿量減少するものの次の諸症：浮腫，ネフローゼ，二日酔，急性胃腸カタル，下痢，悪心，嘔吐，めまい，胃内停水，頭痛，尿毒症，暑気あたり，糖尿病

■ 剤形

▶ 顆粒　J 虎 ツ テ 本 松
▶ 細粒　ク コ 三 ジ 東
▶ 錠剤　ク

■ 用法・用量

用法

▶ 食前または食間 2〜3 回　ク コ ロ ジツ 松
▶ 食前または食間 3 回　三 虎
▶ 食前 3 回　テ
▶ 食前 2 回　本
▶ 空腹時 3 回　東

用量（1 日製剤量）

▶ 7.5 g　三 ロ ツテ
▶ 6.0 g　ク 細粒 コ 虎 東
▶ 5.0 g　本
▶ 4.5 g　ジ 松
▶ 18 錠（5.94 g）　ク 錠剤

■ 使用上の注意（主な注意点を抜粋）

特筆すべき注意事項はない

■ 組成

沢瀉

▶ タクシャ 6.0 g
　コ 三 ロ ジ 虎
▶ タクシャ 5.0 g
　ク テ 東 松
▶ タクシャ 4.0 g
　ツ
▶ タクシャ末 0.8 g
　本

猪苓

▶ チョレイ 4.5 g
　コ 三 ロ ジ 虎
▶ チョレイ 3.0 g
　ク ツ テ 東 松
▶ チョレイ末 0.6 g
　本

茯苓

▶ ブクリョウ 4.5 g
　コ 三 ロ ジ 虎
▶ ブクリョウ 3.0 g
　ク ツ テ 東 松
▶ ブクリョウ末 0.6 g
　本

蒼朮／白朮

▶ ソウジュツ 4.5 g
　ロ
▶ ソウジュツ 3.0 g
　ツ
▶ ソウジュツ末 0.6 g
　本
▶ ビャクジュツ 4.5 g
　コ 三 ジ 虎
▶ ビャクジュツ 3.0 g
　ク テ 東 松

桂皮／桂枝

▶ ケイヒ 3.0 g
　三 ロ ジ 虎
▶ ケイヒ 2.5 g
　コ
▶ ケイヒ 2.0 g
　ク テ 松
▶ ケイヒ 1.5 g
　ツ
▶ ケイヒ末 0.4 g
　本
▶ ケイシ 2.0 g
　東

五苓散 ゴレイサン

問診

- 睡眠：一
- 食欲：一
- 小便：**1日の尿量が少ない**
- 大便：よく下痢になる
- 全身：**汗をかきやすい，むくみ**
- 精神：一
- 頭：頭痛，頭重，めまい，乗り物酔い
- 目：一
- 鼻：一
- 耳：一

- 口：一
- のど：**のどが渇きやすい**
- 胸：一
- 腹：吐き気，嘔吐
- 皮膚：一
- 月経：一
- こり：一
- 痛み：一
- 冷え：一
- ほてり：一

舌診・脈診・腹診

- 舌：歯痕，中苔
- 脈：一
- 腹：胃内停水

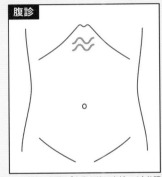

腹診

※腹診図の表現は「本書の使い方」(p.xiv) 参照

漢方医学的病態

- 虚実：中間
- 寒熱：寒熱
- 気血水：水滞

- 下焦の虚：一
- 六病位：少陽

鑑別

▶ **白虎加人参湯**　ビャッコカニンジントウ(p.106)

共通点　熱感，口渇，発汗過多を認める.

相違点　尿量が多く，皮膚瘙痒感を認める.

▶ **猪苓湯**　チョレイトウ

共通点　尿の出が悪く，口渇，むくみを認める.

相違点　発汗は少なく，血尿や残尿感，排尿痛，不眠があり，下腹部に熱徴候を伴う.

▶ **苓桂朮甘湯**　リョウケイジュツカントウ

共通点　めまい，頭痛を認める.

相違点　動悸やのぼせを伴う.

▶ **防已黄耆湯**　ボウイオウギトウ(p.114)

共通点　熱感，むくみ，発汗過多を認める.

相違点　虚証で水太り傾向があり，膝関節の変形や疼痛を認める.

▶ **真武湯**　シンブトウ(p.62)

共通点　めまいやむくみ，下痢などの胃腸障害が認められる.

相違点　虚証で顔色が悪く，冷え，倦怠感を認める.

step forward

- 水滞の典型的な漢方方剤で，二日酔い，乗り物酔い，熱中症などの予防・治療にも頓服的に使用しうる.
- 急性ウイルス性胃腸炎で噴水状嘔吐を繰り返すものに，本方剤をお湯に溶いて，少量ずつ飲ませるとよい.

柴胡加竜骨牡蛎湯
サイコ カ リュウコツ ボ レイトウ

注意が必要な生薬

甘草 ○　大黄 ●　麻黄 ○

注意が必要な患者

妊産婦 ❗　小児 ━　高齢者 △

オ12　ク12　コ12　三-　J12　ジ12　虎12　ツ12　テ12　東-　本12　松12

※アイコン，製薬会社等の略号は「本書の使い方」(p.x) 参照

Key Point 胸脇苦満を伴うストレス関連症状に
きょうきょう く まん

■ 効能または効果（保険適用）

A-1 ク J ジ 虎 テ 本 松　**A-2** オ　**B** コ　**C** ツ

A-1 精神不安があって，動悸，不眠などを伴う次の諸症：高血圧の随伴症状（どうき，不安，不眠），神経症，更年期神経症，小児夜なき

A-2 精神不安があって，動悸，不眠などを伴う次の諸症：高血圧の随伴症状（どうき，不安，不眠），神経症，更年期障害，小児夜なき

C 比較的体力があり，心悸亢進，不眠，いらだち等の精神症状のあるものの次の諸症：高血圧症，動脈硬化症，慢性腎臓病，神経衰弱症，神経性心悸亢進症，てんかん，ヒステリー，小児夜啼症，陰萎

B 精神不安があって驚きやすく，心悸亢進，胸内苦悶，めまい，のぼせ，不眠などを伴い，あるいは臍部周辺に動悸を自覚し，みぞおちがつかえて便秘し，尿量減少するもの．動脈硬化，高血圧，腎臓病，不眠症，神経性心悸亢進，心臓衰弱，テンカン，小児夜啼症，更年期神経症，陰萎，神経症

■ 剤形

▶ 顆粒　オ J 虎 ツ テ 本 松
▶ 細粒　ク コ ジ
▶ 錠剤　ク

■ 用法・用量

用法

▶ 食前または食間 2〜3 回
　オ ク コ J ジ ツ 松
▶ 食前または食間 3 回　虎 本
▶ 食前 3 回　テ

用量(1 日製剤量)

▶ 9.0 g　テ
▶ 7.5 g　オ コ J ツ 本
▶ 6.0 g　ク 細粒 ジ 虎 松
▶ 18 錠(5.94 g)　ク 錠剤

■ 使用上の注意(主な注意点を抜粋)

慎重投与 (ツムラを除く)

● 下痢, 軟便のある患者[これらの症状が悪化するおそれがある]
● 著しく胃腸の虚弱な患者[食欲不振, 胃部不快感, 腹痛, 下痢等があらわれることがある]
● 著しく体力の衰えている患者[副作用があらわれやすくなり, その症状が増強されるおそれがある]

重要な基本的注意

● 他の漢方製剤等を併用する場合は, 含有生薬の重複に注意すること. ダイオウを含む製剤との併用には, 特に注意すること.
● ダイオウの瀉下作用には個人差が認められるので, 用法・用量に注意すること(ツムラを除く).

重大な副作用

● 間質性肺炎
● 肝機能障害, 黄疸

■ 組成

柴胡
▶ サイコ 5.0 g

半夏
▶ ハンゲ 4.0 g

茯苓
▶ ブクリョウ 3.0 g

桂皮
▶ ケイヒ 3.0 g

大棗
▶ タイソウ 2.5 g

人参
▶ ニンジン 2.5 g

竜骨
▶ リュウコツ 2.5 g

牡蛎
▶ ボレイ 2.5 g

生姜
▶ ショウキョウ 1.0 g
　オ ジ ツ テ 本
▶ ショウキョウ 0.8 g
　ク J 虎 松
▶ ショウキョウ 0.7 g
　コ

大黄 ⚠
▶ ダイオウ 1.0 g
　オ ク コ J ジ 虎 テ 本 松 (ツムラを除く)

黄芩
▶ オウゴン 2.5 g

柴胡加竜骨牡蛎湯 サイコカリュウコツボレイトウ

問診

- 睡眠：**眠れない**，いやな夢を見る
- 食欲：一
- 小便：一
- 大便：よく便秘になる
- 全身：性欲減退
- 精神：**憂うつ**，不安感，やる気が出ない，イライラ，驚きやすい
- 頭：頭痛，頭重，めまい，のぼせ
- 目：一
- 鼻：一
- 耳：一

- 口：口が苦い
- のど：一
- 胸：動悸，胸苦しさ
- 腹：吐き気
- 皮膚：一
- 月経：一
- こり：肩
- 痛み：一
- 冷え：一
- ほてり：一

舌診・脈診・腹診

- 舌：中苔，厚苔，白苔，白黄苔
- 脈：実
- 腹：**胸脇苦満，腹部動悸（臍上）**
  <small>きょうきょう く まん</small>

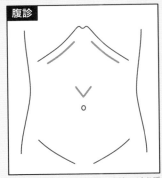

腹診

※腹診図の表現は「本書の使い方」(p.xiv)参照

漢方医学的病態

- 虚実：虚実
- 寒熱：寒熱
- 気血水：気逆

- 下焦の虚：一
- 六病位：少陽

鑑別

▶ **大柴胡湯**　ダイサイコトウ(p.70)
　共通点　実証で，不眠などの精神神経症状・便秘を訴え，腹診で胸脇苦満がある．
　相違点　腹診での腹部動悸は認められない．

▶ **柴胡桂枝乾姜湯**　サイコケイシカンキョウトウ(p.34)
　共通点　不眠や抑うつ感などの精神神経症状を訴え，腹診で腹部動悸や胸脇苦満
　　　　　を認める．
　相違点　虚証で，腹診で胸脇苦満が弱い．

▶ **桂枝加竜骨牡蛎湯**　ケイシカリュウコツボレイトウ
　共通点　不眠や不安などの精神神経症状を訴え，腹診で腹部動悸を認める．
　相違点　虚証で，腹診で胸脇苦満は認められない．

step forward

- 種々の人間関係の板挟みにあうなどしてストレスがたまったビジネスパーソンが，不眠や気力低下などを訴えるような場合に頻用される．
- エキス剤は大黄が入ったものと入っていないものの両者が普及しているので，便秘の有無によって使い分けるとよい．

柴胡桂枝乾姜湯
サイコケイシカンキョウトウ

注意が必要な生薬

甘草 ● 大黄 ○ 麻黄 ○

注意が必要な患者

妊産婦 ▬ 小児 ▬ 高齢者 △

オ - クー コ11 ミ - J - ジー 虎11 ツ11 テ11 東 - 本11 松 -

※アイコン，製薬会社等の略号は「本書の使い方」(p.x)参照

Key Point 虚証で寝汗を伴う神経症に

効能または効果（保険適用）

A 虎 ツ テ 本   B コ

A 体力が弱く，冷え症，貧血気味で，動悸，息切れがあり，神経過敏のものの次の諸症：更年期障害，血の道症，不眠症，神経症

B 衰弱して血色悪く，微熱，頭汗，盗汗，胸内苦悶，疲労倦怠感，食欲不振などがあり，胸部あるいは臍部周辺に動悸を自覚し，神経衰弱気味で，不眠，軟便の傾向があって，尿量減少し，口内がかわいて空咳などがあるもの.

感冒，心臓衰弱，胸部疾患，肝臓病などの消耗性疾患の体力増強，貧血症，神経衰弱，不眠症，更年期神経症

剤形

▶ 顆粒 虎 ツ テ 本
▶ 細粒 コ

用法・用量

用法

▶ 食前または食間 2〜3 回 コ ツ
▶ 食前または食間 3 回 虎 本
▶ 食前 3 回 テ

用量（1 日製剤量）

▶ 7.5 g 虎 ツ テ 本
▶ 6.0 g コ

■ 使用上の注意（主な注意点を抜粋）

重要な基本的注意

- 本剤にはカンゾウが含まれているので，血清カリウム値や血圧値等に十分留意し，異常が認められた場合には投与を中止すること．

重大な副作用

- 間質性肺炎
- 偽アルドステロン症
- ミオパチー
- 肝機能障害，黄疸

■ 組成

柴胡
▶ サイコ 6.0 g

桂皮
▶ ケイヒ 3.0 g

栝楼根
▶ カロコン 4.0 g
　　テ
▶ カロコン 3.0 g
　　コ 虎 ツ 本

黄芩
▶ オウゴン 3.0 g

牡蛎
▶ ボレイ 3.0 g

乾姜
▶ カンキョウ 3.0 g
　　テ
▶ カンキョウ 2.0 g
　　コ 虎 ツ 本

甘草 ⚠
▶ カンゾウ 2.0 g

柴胡桂枝乾姜湯 サイコケイシカンキョウトウ

問診

- 睡眠：**眠れない**，いやな夢を見る
- 食欲：食欲がない
- 小便：一
- 大便：一
- 全身：疲労倦怠感，**汗をかきやすい（顔，寝汗）**
- 精神：憂うつ，やる気が出ない，イライラ，驚きやすい
- 頭：のぼせ
- 目：一
- 鼻：一
- 耳：一
- 口：口の中が乾く，口が苦い
- のど：一
- 胸：息切れ，動悸
- 腹：みぞおちの不快感
- 皮膚：一
- 月経：一
- こり：肩
- 痛み：一
- 冷え：足
- ほてり：顔

舌診・脈診・腹診

- 舌：薄苔，中苔，白苔
- 脈：一
- 腹：腹力虚，胸脇苦満（きょうきょうくまん），**腹部動悸（臍上）**

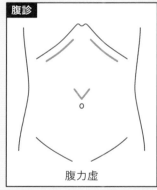

腹診

腹力虚

※腹診図の表現は「本書の使い方」(p.xiv) 参照

漢方医学的病態

- 虚実：虚実
- 寒熱：寒熱
- 気血水：一
- 下焦の虚：一
- 六病位：少陽

鑑別

▶ **柴胡加竜骨牡蛎湯** サイコカリュウコツボレイトウ(p.30)

[共通点] 不眠や抑うつ感などの精神神経症状を訴え，腹診で腹部動悸や胸脇苦満を認める．

[相違点] 実証で，盗汗(寝汗)はなく，便秘がある．

▶ **柴胡桂枝湯** サイコケイシトウ(p.38)

[共通点] のぼせ徴候があり，腹診で胸脇苦満を認める．

[相違点] 頭痛や嘔気があり，腹診で上腹部優位の腹直筋攣急を認める．

▶ **補中益気湯** ホチュウエッキトウ(p.118)

[共通点] 虚証で，微熱・倦怠感・盗汗(寝汗)があり，腹診で腹部動悸を認める．

[相違点] 手足の倦怠感や目に勢いがない，言葉に力がないといった気虚の徴候が強い．

▶ **抑肝散加陳皮半夏** ヨクカンサンカチンピハンゲ

[共通点] 虚証で，不眠や倦怠感があり，腹診で腹部動悸が認められる．

[相違点] 易怒やイライラ感など，神経興奮徴候が認められる．

---

step forward

- 柴胡を主薬とするいわゆる柴胡剤のなかでは一番虚証に使用される漢方方剤で，寒証の要素も伴う．
- 補中益気湯とともに，感冒などの病後に遷延する諸症状に使用される機会が多い．

柴胡桂枝湯
サイコケイシトウ

注意が必要な生薬
甘草 ● **大黄** ○ **麻黄** ○

注意が必要な患者
妊産婦 ━ **小児** ━ **高齢者** △

オ10 ク10 コ10 三24 J10 ジ10 虎10 ツ10 テ10 東 ━ 本 ━ 松10
※アイコン，製薬会社等の略号は「本書の使い方」(p.x) 参照

Key Point 頭痛と嘔気を伴う感冒に

■ 効能または効果（保険適用）

A オ ク J ジ 虎 テ 松　　B コ　　C 三　　D ツ

A 多くは腹痛を伴う胃腸炎，微熱・寒気・頭痛・はき気などのある感冒，風邪の後期の症状

C 自然発汗があって微熱，悪寒がし，胸や脇腹に圧迫感があり，頭痛，関節痛，食欲不振，下痢，悪心などを伴うものの次の諸症：感冒，胃痛，腹痛，神経痛，胆嚢炎，胃酸過多症

B 自然発汗があって，微熱，悪寒し，胸や脇腹に圧迫感があり，頭痛，関節痛があるもの，あるいは胃痛，胸痛，悪心，腹痛が激しく食欲減退などを伴うもの．感冒，肋膜炎

D 発熱汗出て，悪寒し，身体痛み，頭痛，はき気のあるものの次の諸症：感冒・流感・肺炎・肺結核などの熱性疾患，胃潰瘍・十二指腸潰瘍・胆のう炎・胆石・肝機能障害・膵臓炎などの心下部緊張疼痛

■ 剤形

▶ 顆粒　オ J 虎 ツ テ 松
▶ 細粒　ク コ 三 ジ
▶ 錠剤　ク

■ 用法・用量

用法
▶ 食前または食間 2〜3 回
　オ ク コ J ジ ツ 松
▶ 食前または食間 3 回　三 虎
▶ 食前 3 回　テ

用量（1 日製剤量）
▶ 9.0 g　テ
▶ 7.5 g　オ 三 J 虎 ツ
▶ 6.0 g　ク 細粒 コ ジ 松
▶ 18 錠（5.94 g）　ク 錠剤

■ 使用上の注意（主な注意点を抜粋）

重要な基本的注意
● 本剤にはカンゾウが含まれているので，血清カリウム値や血圧値等に十分留意し，異常が認められた場合には投与を中止すること．

重大な副作用
● 間質性肺炎
● 偽アルドステロン症
● ミオパチー
● 肝機能障害，黄疸

■ 組成

柴胡
▶ サイコ 5.0 g

半夏
▶ ハンゲ 4.0 g

桂皮
▶ ケイヒ 2.5 g
　オ ク コ 三 J ジ 虎 テ 松
▶ ケイヒ 2.0 g
　ツ

芍薬
▶ シャクヤク 2.5 g
　三 ジ 虎 テ
▶ シャクヤク 2.0 g
　オ ク コ J ツ 松

黄芩
▶ オウゴン 2.0 g

人参
▶ ニンジン 2.0 g

大棗
▶ タイソウ 2.0 g

甘草 ⚠
▶ カンゾウ 2.0 g
　ツ
▶ カンゾウ 1.5 g
　オ ク コ 三 J ジ 虎 テ 松

生姜
▶ ショウキョウ 1.0 g
　オ 三 J ジ 虎 ツ テ 松
▶ ショウキョウ 0.5 g
　ク コ

問診

- 睡眠：―
- 食欲：―
- 小便：―
- 大便：―
- 全身：汗をかきやすい
- 精神：―
- 頭：**頭痛**，のぼせ
- 目：―
- 鼻：―
- 耳：―
- 口：口が苦い

- のど：―
- 胸：咳
- 腹：みぞおちの不快感，胃もたれ，吐き気，腹痛（上腹部）
- 皮膚：―
- 月経：―
- こり：肩
- 痛み：―
- 冷え：―
- ほてり：顔

舌診・脈診・腹診

- 舌：中苔，白苔，白黄苔
- 脈：―
- 腹：心下痞鞕，**胸脇苦満，腹直筋攣急**

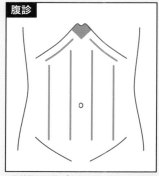

腹診

※腹診図の表現は「本書の使い方」(p.xiv) 参照

漢方医学的病態

- 虚実：中間
- 寒熱：寒 熱
- 気血水：―

- 下焦の虚：―
- 六病位：少陽

鑑別

▶ **四逆散**　シギャクサン(p.42)

（共通点）腹診で胸脇苦満，腹直筋攣急を認める．

（相違点）不眠や抑うつ感があり，手足が冷える．

▶ **小柴胡湯**　ショウサイコトウ(p.54)

（共通点）口が苦く，上腹部の不快感を訴え，舌診で白苔，腹診で胸脇苦満が認められる．

（相違点）頭痛やのぼせよりも食欲不振などの消化器症状が主体となり，また，腹診で腹直筋攣急も認めない．

▶ **柴胡桂枝乾姜湯**　サイコケイシカンキョウトウ(p.34)

（共通点）のぼせ徴候があり，腹診で胸脇苦満を認める．

（相違点）虚証で，不眠や盗汗(寝汗)があり，腹診で腹部動悸を認める．

step forward

- 太陽病の桂枝湯と少陽病の小柴胡湯の合方であるため，感冒などの急性感染症に使用する場合，初期から遷延期までを広くカバーできる．
- 機能性ディスペプシア(functional dyspepsia；FD)の心窩部痛症候群(epigastric pain syndrome；EPS)で第一に考える．

四逆散
シ　ギャクサン

注意が必要な生薬

| 甘草 ○ | 大黄 ○ | 麻黄 ○ |

注意が必要な患者

| 妊産婦 － | 小児 － | 高齢者 △ |

オ － ク － コ － 三 － J － ジ － 虎 － ツ 35 テ － 東 － 本 － 松 －

※アイコン，製薬会社等の略号は「本書の使い方」(p.x)参照

Key Point 顔色が悪く手足の冷えを訴える抑うつ症状に

■ 効能または効果（保険適用）

A ツ

A 比較的体力のあるもので，大柴胡湯証と小柴胡湯証との中間証を表わすものの次の諸症：胆嚢炎，胆石症，胃炎，胃酸過多，胃潰瘍，鼻カタル，気管支炎，神経質，ヒステリー

■ 剤形

▶ 顆粒　ツ

■ 用法・用量

用法
▶ 食前または食間 2〜3 回　ツ

用量（1 日製剤量）
▶ 7.5 g　ツ

■ 使用上の注意（主な注意点を抜粋）

慎重投与

- 著しく体力の衰えている患者［副作用があらわれやすくなり，その症状が増強されるおそれがある］

重要な基本的注意

- 本剤にはカンゾウが含まれているので，血清カリウム値や血圧値等に十分留意し，異常が認められた場合には投与を中止すること．

重大な副作用

- 偽アルドステロン症
- ミオパチー

■ 組成

柴胡

▶ サイコ 5.0 g

芍薬

▶ シャクヤク 4.0 g

枳実

▶ キジツ 2.0 g

甘草 ⚠

▶ カンゾウ 1.5 g

四逆散 シギャクサン

問診

- 睡眠：**眠れない**
- 食欲：—
- 小便：—
- 大便：便秘と下痢をくりかえす
- 全身：疲労倦怠感
- 精神：**憂うつ**，やる気が出ない，イラ
    イラ
- 頭：—
- 目：—
- 鼻：—
- 耳：—
- 口：口が苦い
- のど：—
- 胸：—
- 腹：腹痛
- 皮膚：—
- 月経：—
- こり：肩
- 痛み：—
- 冷え：**手，足**
- ほてり：—

舌診・脈診・腹診

- 舌：中苔，白苔，白黄苔
- 脈：—
- 腹：**胸脇苦満，腹直筋攣急**

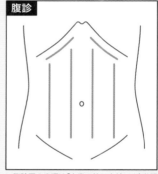

腹診

※腹診図の表現は「本書の使い方」(p.xiv) 参照

漢方医学的病態

- 虚実：中間
- 寒熱：寒熱
- 気血水：—
- 下焦の虚：—
- 六病位：少陽

鑑別

▶ **柴胡桂枝湯**　サイコケイシトウ(p.38)

　共通点　腹診で胸脇苦満，腹直筋攣急を認める.

　相違点　不眠やうつは強くない. 手足の冷えは認めない. 腹診における腹直筋攣急は上腹部優位である.

▶ **抑肝散**　ヨクカンサン(p.130)

　共通点　不眠，不安を認め，腹診で腹直筋攣急を認める.

　相違点　うつよりも易怒やイライラ感が目立つ. 腹診での胸脇苦満は弱い.

▶ **小建中湯**　ショウケンチュウトウ(p.50)

　共通点　四肢の冷えや倦怠感があり，腹診で腹直筋攣急の所見が認められる.

　相違点　虚証で，腹診における腹直筋攣急は菲薄(薄べったい感じ)で，胸脇苦満はない.

step forward

- 四逆散の証は，顔色が悪い，四肢の冷えを訴えるなど，一見すると寒証の様相を呈するが，口苦感，中白苔，胸脇苦満など，少陽病の要素を備えており，本態は熱証である.
- 四逆散の証ではしばしば掌蹠に発汗を認める.

十全大補湯
ジュウゼンタイホトウ

注意が必要な生薬

甘草 ● 大黄 ○ 麻黄 ○

注意が必要な患者

妊産婦 ━ 小児 ━ 高齢者 △

オ48 ク48 コ48 三32 J - ジ48 虎 - ツ48 テ48 東60 本48 松 -

※アイコン, 製薬会社等の略号は「本書の使い方」(p.x)参照

Key Point 病後の体力回復遅延に

効能または効果（保険適用）

A オクジツテ東本　　B 三　　C コ

A 病後の体力低下, 疲労倦怠, 食欲不振, ねあせ, 手足の冷え, 貧血

C 皮膚および粘膜が蒼白で, つやがなく, やせて貧血し, 食欲不振や衰弱がはなはだしいもの. 消耗性疾患, あるいは手術による衰弱, 産後衰弱, 全身衰弱時の次の諸症：低血圧症, 貧血症, 神経衰弱, 疲労倦怠, 胃腸虚弱, 胃下垂

B 貧血して皮膚および可視粘膜が蒼白で, 栄養不良, 痩せていて食欲がなく衰弱しているものの次の諸症：衰弱（産後, 手術後, 大病後）などの貧血症, 低血圧症, 白血病, 痔瘻, カリエス, 消耗性疾患による衰弱, 出血, 脱肛

剤形

▶ 顆粒　オツテ本
▶ 細粒　クコ三ジ東

用法・用量

用法

▶ 食前または食間 2〜3 回　オクコジツ
▶ 食前または食間 3 回　三本
▶ 食前 3 回　テ
▶ 空腹時 3 回　東

用量（1 日製剤量）

▶ 15.0 g　コ
▶ 12.0 g　オ
▶ 9.0 g　三テ東本
▶ 7.5 g　クジツ

■ 使用上の注意（主な注意点を抜粋）

慎重投与

- 著しく胃腸の虚弱な患者［食欲不振，胃部不快感，悪心，嘔吐，下痢等があらわれることがある］
- 食欲不振，悪心，嘔吐のある患者［これらの症状が悪化するおそれがある］

重要な基本的注意

- 本剤にはカンゾウが含まれているので，血清カリウム値や血圧値等に十分留意し，異常が認められた場合には投与を中止すること．

重大な副作用

- 偽アルドステロン症
- ミオパチー
- 肝機能障害，黄疸

■ 組成

人参

▶ ニンジン 3.0 g
　オ ク 三 ジ ツ テ 東
▶ ニンジン 2.5 g
　コ 本

黄耆

▶ オウギ 3.0 g
　オ ク 三 ジ ツ テ 東
▶ オウギ 2.5 g
　コ 本

白朮／蒼朮

▶ ビャクジュツ 3.5 g
　コ 本
▶ ビャクジュツ 3.0 g
　オ ク 三 ジ テ 東
▶ ソウジュツ 3.0 g
　ツ

茯苓

▶ ブクリョウ 3.5 g
　コ 本
▶ ブクリョウ 3.0 g
　オ ク 三 ジ ツ テ 東

当帰

▶ トウキ 3.5 g
　コ 本
▶ トウキ 3.0 g
　オ ク 三 ジ ツ テ 東

芍薬

▶ シャクヤク 3.0 g

地黄

▶ ジオウ 3.5 g
　コ 本
▶ ジオウ 3.0 g
　オ ク 三 ジ ツ テ 東

川芎

▶ センキュウ 3.0 g

桂皮

▶ ケイヒ 3.0 g

甘草 ⚠

▶ カンゾウ 1.5 g
　オ ク 三 ツ テ 東
▶ カンゾウ 1.0 g
　コ ジ 本

問診

- 睡眠：—
- 食欲：食欲がない
- 小便：—
- 大便：—
- 全身：**疲労倦怠感**，汗をかきやすい（寝汗），こむら返り
- 精神：やる気が出ない
- 頭：—
- 目：目が疲れる，クマができやすい
- 鼻：—
- 耳：—
- 口：—
- のど：—
- 胸：—
- 腹：—
- 皮膚：**乾燥している**，かゆみ，爪がもろい，髪が抜ける
- 月経：出血量少ない
- こり：—
- 痛み：—
- 冷え：全身
- ほてり：—

舌診・脈診・腹診

- 舌：—
- 脈：沈，虚
- 腹：**腹力虚**

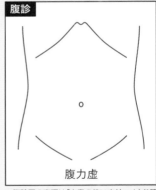

腹診

腹力虚

※腹診図の表現は「本書の使い方」(p.xiv) 参照

漢方医学的病態

- 虚実：虚実
- 寒熱：中間
- 気血水：気虚，血虚
- 下焦の虚：—
- 六病位：—

鑑別

▶ **補中益気湯** ホチュウエッキトウ (p.118)

（共通点）虚証で，倦怠感，食欲不振がある．

（相違点）貧血や皮膚乾燥などの血虚徴候は認められず，腹診上の胸脇苦満^{きょうきょう く まん}が認められる．

▶ **人参養栄湯** ニンジンヨウエイトウ

（共通点）エネルギーが不足し貧血様となる病態（気血両虚）に使用される．

（相違点）不眠・不安や呼吸器症状を伴う．

step forward

- 一般に免疫力を高める効果が高いと考えられ，がんや悪性疾患による体力低下に頻用される．
- 倦怠感，気力低下，食欲不振など（気虚）と顔色不良，栄養不良，貧血など（血虚）を兼ね備えた状態（気血両虚）に伴う種々の症状に応用される．
- 肉芽形成不良（難治性の痔瘻，褥瘡，手術瘡などで傷口がなかなか閉じないもの）に効果を認めることが多い．

小建中湯
ショウケンチュウトウ

注意が必要な生薬

| 甘草 ● | 大黄 ○ | 麻黄 ○ |

注意が必要な患者

| 妊産婦 ➖ | 小児 ➖ | 高齢者 △ |

| オ 99 | ク － | コ 99 | 三 － | J － | ジ － | 虎 － | ツ 99 | テ － | 東 － | 本 － | 松 － |

※アイコン，製薬会社等の略号は「本書の使い方」(p.x) 参照

Key Point ▶ 疲れやすく腹部症状を来しやすい虚弱者に

■ 効能または効果（保険適用）

A オ ツ　　B コ

A 体質虚弱で疲労しやすく，血色がすぐれず，腹痛，動悸，手足のほてり，冷え，頻尿および多尿などのいずれかを伴う次の諸症：小児虚弱体質，疲労倦怠，神経質，慢性胃腸炎，小児夜尿症，夜なき

B 虚弱体質で疲労しやすく，のぼせ，腹痛や動悸があり，冷え症で手足がほてり，排尿回数，尿量ともに多いもの．胃腸病，小児の下痢あるいは便秘，神経質，腺病質，貧血症，頻尿，小児夜啼症，小児夜尿症

■ 剤形

▶ 顆粒　オ ツ
▶ 細粒　コ

■ 用法・用量

用法

▶ 食前または食間 2〜3 回　オ コ ツ

用量（1 日製剤量）

▶ 27.0 g　コ
▶ 25.2 g　オ
▶ 15.0 g　ツ

■ 使用上の注意（主な注意点を抜粋）

重要な基本的注意

- 本剤にはカンゾウが含まれているので，血清カリウム値や血圧値等に十分留意し，異常が認められた場合には投与を中止すること．

重大な副作用

- 偽アルドステロン症
- ミオパチー

■ 組成

桂皮
▶ ケイヒ 4.0 g

生姜
▶ ショウキョウ 1.0 g

大棗
▶ タイソウ 4.0 g

芍薬
▶ シャクヤク 6.0 g

甘草 ⚠
▶ カンゾウ 2.0 g

膠飴
▶ コウイ 20.0 g
　オ コ
▶ コウイ 10.0 g
　ツ

小建中湯 ショウケンチュウトウ

問診

- 睡眠：―
- 食欲：食欲がない
- 小便：―
- 大便：―
- 全身：**疲労倦怠感**
- 精神：やる気が出ない
- 頭：―
- 目：―
- 鼻：鼻血
- 耳：―
- 口：―
- のど：―
- 胸：動悸
- 腹：**腹痛（全体）**
- 皮膚：―
- 月経：―
- こり：―
- 痛み：―
- 冷え：―
- ほてり：手，足

舌診・脈診・腹診

- 舌：―
- 脈：虚
- 腹：**腹力虚，腹直筋攣急**

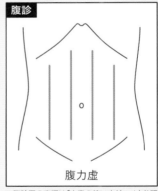

腹診

腹力虚

※腹診図の表現は「本書の使い方」(p.xiv) 参照

漢方医学的病態

- 虚実：虚実
- 寒熱：寒熱
- 気血水：気虚
- 下焦の虚：―
- 六病位：太陰

鑑別

▶ **四逆散**　シギャクサン(p.42)

（共通点）四肢の冷えや倦怠感があり，腹診で腹直筋攣急の所見が認められる．

（相違点）不眠や抑うつがあり，腹診で胸脇苦満を認め，腹直筋が堅く緊張している．

▶ **桂枝加芍薬湯**　ケイシカシャクヤクトウ

（共通点）腹痛があり，腹診で腹直筋攣急が認められる．

（相違点）腹満や便通異常が症状の主体となる．

▶ **大建中湯**　ダイケンチュウトウ(p.66)

（共通点）虚証で，腹痛を認める．

（相違点）腹部の冷えや膨満感があり，視診での腸管蠕動亢進や腹部打診上の鼓音が認められる．

step forward

- 虚弱児に使用されることの多い漢方方剤である．顔色が悪く，家でごろごろしており，鼻血が出やすかったり，腹を痛がることが多い場合に有用である．
- 桂枝加芍薬湯に膠飴という生薬が加えられたのが本方剤である．膠飴が入ることで，より虚弱者に適応となる．

小柴胡湯
ショウサイコトウ

注意が必要な生薬
甘草 ● 大黄 ○ 麻黄 ○

注意が必要な患者
妊産婦 ▬ 小児 ▬ 高齢者 △

オ9 ク9 コ9 三11 J9 ジ9 虎9 ツ9 テ9 東64 本9 松9

※アイコン，製薬会社等の略号は「本書の使い方」(p.x)参照

Key Point ▶ 遷延して消化器症状を認める感冒に

■ 効能または効果（保険適用）

A オ ク コ 三 J ジ 虎 ツ テ 東 本 松

A • 体力中等度で上腹部がはって苦しく，舌苔を生じ，口中不快，食欲不振，時により微熱，悪心などのあるものの次の諸症：諸種の急性熱性病，肺炎，気管支炎，気管支喘息，感冒，リンパ腺炎，慢性胃腸障害，産後回復不全

• 慢性肝炎における肝機能障害の改善

■ 剤形

▶ 顆粒　オ J 虎 ツ テ 本 松
▶ 細粒　ク コ 三 ジ 東
▶ 錠剤　オ ク

■ 用法・用量

用法
▶ 食前または食間 2〜3 回
　　オ ク コ J ジ ツ 松
▶ 食前または食間 3 回　三 虎 本
▶ 食前 3 回　テ
▶ 空腹時 3 回　東

用量（1 日製剤量）
▶ 7.5 g　オ 顆粒 コ 三 J ツ テ 東 本
▶ 6.0 g　ク 細粒 ジ 虎 松
▶ 18 錠（5.94 g）　オ 錠剤 ク 錠剤

■ 使用上の注意（主な注意点を抜粋）

- インターフェロン製剤を投与中の患者
- 肝硬変，肝癌の患者［間質性肺炎が起こり，死亡等の重篤な転帰に至ることがある］
- 慢性肝炎における肝機能障害で血小板数が10万/mm³以下の患者［肝硬変が疑われる］

併用禁忌

- インターフェロン製剤（インターフェロン-α，インターフェロン-β）［間質性肺炎があらわれることがある］

警告

- 本剤の投与により，間質性肺炎が起こり，早期に適切な処置を行わない場合，死亡等の重篤な転帰に至ることがあるので，患者の状態を十分観察し，発熱，咳嗽，呼吸困難，肺音の異常（捻髪音），胸部X線異常等があらわれた場合には，ただちに本剤の投与を中止すること．
- 発熱，咳嗽，呼吸困難等があらわれた場合には，本剤の服用を中止し，ただちに連絡するよう患者に対し注意を行うこと．

慎重投与

- 著しく体力の衰えている患者［副作用があらわれやすくなり，その症状が増強されるおそれがある］
- 慢性肝炎における肝機能障害で血小板数が15万/mm³以下の患者［肝硬変に移行している可能性がある］

重要な基本的注意

- 慢性肝炎における肝機能障害で本剤を投与中は，血小板数の変化に注意し，血小板数の減少が認められた場合には，投与を中止すること．
- 本剤にはカンゾウが含まれているので，血清カリウム値や血圧値等に十分留意し，異常が認められた場合には投与を中止すること．

重大な副作用

- 間質性肺炎
- 偽アルドステロン症
- ミオパチー
- 肝機能障害，黄疸

■ 組成

柴胡
▶ サイコ 7.0 g
　オ ク コ ジ 虎 ツ テ 本 松
▶ サイコ 6.0 g
　三 東

半夏
▶ ハンゲ 5.0 g

生姜
▶ ショウキョウ 1.0 g
　オ ク コ 三 J ジ 虎 ツ テ 本 松
▶ 生ショウキョウ 4.0 g
　東

黄芩
▶ オウゴン 3.0 g

大棗
▶ タイソウ 3.0 g

人参
▶ ニンジン 3.0 g

甘草 ⚠
▶ カンゾウ 2.0 g

小柴胡湯 ショウサイコトウ

問診

- 睡眠：一
- 食欲：食欲がない
- 小便：一
- 大便：一
- 全身：一
- 精神：憂うつ
- 頭：めまい
- 目：一
- 鼻：一
- 耳：一

- 口：口の中が乾く，**口が苦い**
- のど：一
- 胸：痰がでる，咳
- 腹：みぞおちの不快感，吐き気
- 皮膚：一
- 月経：一
- こり：肩
- 痛み：一
- 冷え：一
- ほてり：一

舌診・脈診・腹診

- 舌：中苔，**白苔**，白黄苔
- 脈：一
- 腹：心下痞鞕，**胸脇苦満**

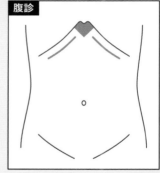

腹診

※腹診図の表現は「本書の使い方」(p.xiv) 参照

漢方医学的病態

- 虚実：中間
- 寒熱：寒熱
- 気血水：一

- 下焦の虚：一
- 六病位：少陽

鑑別

▶ **大柴胡湯**　ダイサイコトウ(p.70)

（共通点）上腹部の痛みや不快感があり，舌診で白苔，腹診で胸脇苦満を認める．
（相違点）実証で，便秘がある．

▶ **半夏瀉心湯**　ハンゲシャシントウ(p.102)

（共通点）心窩部不快感，嘔気を認め，腹診で心下痞鞕を認める．
（相違点）腹鳴や口内炎を伴い，胸脇苦満はない．

▶ **柴胡桂枝湯**　サイコケイシトウ(p.38)

（共通点）口が苦く，上腹部の不快感を訴え，舌診で白苔，腹診で胸脇苦満が認められる．
（相違点）関節痛やのぼせ，腹痛を認め，腹診上の腹直筋攣急（れんきゅう）が認められる．

step forward

● インターフェロンとの併用は禁忌とされている．肝硬変，肝がん，血小板数減少を伴う肝機能障害を有する患者への投与も禁忌である．
● 五苓散（柴苓湯（サイレイトウ）），半夏厚朴湯（柴朴湯（サイボクトウ））など，他剤と合方されることが多い．

小青竜湯

ショウセイリュウトウ

注意が必要な生薬

| 甘草 ○ | 大黄 ○ | 麻黄 ○ |

注意が必要な患者

| 妊産婦 ━ | 小児 ━ | 高齢者 △ |

オ 19 | ク 19 | コ 19 | 三 19 | J 19 | ジ － | 虎 19 | ツ 19 | テ 19 | 東 － | 本 19 | 松 －

※アイコン，製薬会社等の略号は「本書の使い方」(p.x)参照

Key Point 水様鼻汁，水様喀痰を伴う感冒に

■ 効能または効果（保険適用）

Ａ オクコ三J虎ツテ本

Ａ 下記疾患における水様の痰，水様鼻汁，鼻閉，くしゃみ，喘鳴，咳嗽，流涙：気管支炎，気管支喘息，鼻炎，アレルギー性鼻炎，アレルギー性結膜炎，感冒

■ 剤形

- ▶ 顆粒　オ J 虎 ツ テ 本
- ▶ 細粒　ク コ 三
- ▶ 錠剤　オ ク

■ 用法・用量

用法

- ▶ 食前または食間 2〜3 回　オ ク コ J ツ
- ▶ 食前または食間 3 回　三 虎 本
- ▶ 食前 3 回　テ

用量（1 日製剤量）

- ▶ 9.0 g　三 ツ テ
- ▶ 7.5 g　オ 顆粒 コ J 虎 本
- ▶ 6.0 g　ク 細粒
- ▶ 18 錠(5.94 g)　オ 錠剤 ク 錠剤

■ 使用上の注意（主な注意点を抜粋）

禁忌
- アルドステロン症の患者
- ミオパチーのある患者
- 低カリウム血症のある患者

慎重投与
- 病後の衰弱期，著しく体力の衰えている患者［副作用があらわれやすくなり，その症状が増強されるおそれがある］
- 著しく胃腸の虚弱な患者［食欲不振，胃部不快感，悪心，嘔吐，腹痛，下痢等があらわれることがある］
- 食欲不振，悪心，嘔吐のある患者［これらの症状が悪化するおそれがある］
- 発汗傾向の著しい患者［発汗過多，全身脱力感等があらわれることがある］
- 狭心症，心筋梗塞等の循環器系の障害のある患者，またはその既往歴のある患者［これらの疾患および症状が悪化するおそれがある］
- 重症高血圧症の患者［これらの疾患および症状が悪化するおそれがある］
- 高度の腎障害のある患者［これらの疾患および症状が悪化するおそれがある］
- 排尿障害のある患者［これらの疾患および症状が悪化するおそれがある］
- 甲状腺機能亢進症の患者［これらの疾患および症状が悪化するおそれがある］

重要な基本的注意
- 本剤にはカンゾウが含まれているので，血清カリウム値や血圧値等に十分留意し，異常が認められた場合には投与を中止すること．

重大な副作用
- 間質性肺炎
- 偽アルドステロン症
- ミオパチー
- 肝機能障害，黄疸

■ 組成

麻黄 ⚠
▶ マオウ 3.0 g

芍薬
▶ シャクヤク 3.0 g

乾姜／生姜
▶ カンキョウ 3.0 g
　　オ ク コ 三 ツ テ 本
▶ ショウキョウ 3.0 g
　　J 虎

甘草 ⚠
▶ カンゾウ 3.0 g

桂皮
▶ ケイヒ 3.0 g

細辛
▶ サイシン 3.0 g

五味子
▶ ゴミシ 3.0 g

半夏
▶ ハンゲ 6.0 g

問診

- 睡眠：ー
- 食欲：ー
- 小便：ー
- 大便：ー
- 全身：ー
- 精神：ー
- 頭：ー
- 目：ー
- 鼻：くしゃみ，**水っぽい鼻水**，鼻がつまる
- 耳：ー
- 口：ー
- のど：のどの痛み
- 胸：**痰がでる**，咳，息切れ
- 腹：ー
- 皮膚：ー
- 月経：ー
- こり：ー
- 痛み：ー
- 冷え：ー
- ほてり：ー

舌診・脈診・腹診

- 舌：歯痕
- 脈：浮，緊
- 腹：胃内停水

腹診

※腹診図の表現は「本書の使い方」(p.xiv) 参照

漢方医学的病態

- 虚実：中間
- 寒熱：寒熱
- 気血水：水滞
- 下焦の虚：ー
- 六病位：太陽

鑑別

▶ **麻黄湯**　マオウトウ(p.122)
- 共通点　悪感, 発熱, 鼻閉, 喘鳴, 咳嗽が認められる.
- 相違点　悪寒, 関節痛などを認める.

▶ **葛根湯**　カッコントウ(p.6)
- 共通点　発熱, 鼻閉, くしゃみなどが認められる.
- 相違点　項背部のこわばりが強い.

▶ **麦門冬湯**　バクモンドウトウ(p.90)
- 共通点　咳き込み, 呼吸困難を認める.
- 相違点　乾性の咳嗽で, 口内やのどの乾燥感を認める.

▶ **麻黄附子細辛湯**　マオウブシサイシントウ(p.126)
- 共通点　発熱, 水様性鼻汁, 水様性喀痰を認める.
- 相違点　手足の冷えが強く, 脈は沈で虚である.

▶ **苓甘姜味辛夏仁湯**　リョウカンキョウミシンゲニントウ
- 共通点　くしゃみ, 水様性鼻汁, 喘鳴, 水様性喀痰, 喘鳴を認め, 腹診で胃内停水を認める.
- 相違点　虚証で胃腸が弱く, 手足の冷えを認める.

---

step forward

- アレルギー性鼻炎, アレルギー性気管支炎などに頻用され, 花粉症治療用の漢方薬としても有名である.
- 麻黄の副作用(p.125)が出たり, 脈が弱かったりする場合は苓甘姜味辛夏仁湯を考慮する.

真武湯
シンブトウ

Key Point 冷えを伴うめまい感，浮腫，下痢に

効能または効果（保険適用）

A 三   B J   C コ   D ツ

A 新陳代謝機能の衰退により，四肢や腰部が冷え，疲労倦怠感が著しく，尿量減少して，下痢し易く動悸やめまいを伴うものの次の諸症：胃腸虚弱症，慢性胃腸カタル，慢性腎炎

C 冷え，倦怠感が強く，めまいや動悸があって尿量減少し，下痢しやすいもの．慢性下痢，胃下垂症，低血圧症，高血圧症，慢性腎炎，カゼ

B 新陳代謝が沈衰しているものの次の諸症：諸種の熱病，内臓下垂症，胃腸弛緩症，慢性腸炎，慢性腎炎，じんましん，湿疹，脳出血，脊髄疾患による運動および知覚麻痺

D 新陳代謝の沈衰しているものの次の諸症：胃腸疾患，胃腸虚弱症，慢性腸炎，消化不良，胃アトニー症，胃下垂症，ネフローゼ，腹膜炎，脳溢血，脊髄疾患による運動ならびに知覚麻痺，神経衰弱，高血圧症，心臓弁膜症，心不全で心悸亢進，半身不随，リウマチ，老人性瘙痒症

剤形

▶ 顆粒　J ツ
▶ 細粒　コ 三

■ 用法・用量

用法

▶ 食前または食間 2〜3 回　コ Ｊ ツ
▶ 食前または食間 3 回　三

用量（1 日製剤量）

▶ 7.5 g　Ｊ ツ
▶ 6.0 g　コ
▶ 4.5 g　三

■ 使用上の注意（主な注意点を抜粋）

慎重投与

● 体力の充実している患者［副作用があらわれやすくなり，その症状が増強されるおそれがある］
● 暑がりで，のぼせが強く，赤ら顔の患者［心悸亢進，のぼせ，舌のしびれ，悪心等があらわれるおそれがある］

重要な基本的注意

● 他の漢方製剤等を併用する場合は，含有生薬の重複に注意すること．ブシを含む製剤との併用には，特に注意すること．

■ 組成

茯苓

▶ ブクリョウ 5.0 g
　コ 三 Ｊ
▶ ブクリョウ 4.0 g
　ツ

芍薬

▶ シャクヤク 3.0 g

蒼朮／白朮

▶ ソウジュツ 3.0 g
　Ｊ ツ
▶ ビャクジュツ 3.0 g
　コ 三

生姜

▶ ショウキョウ 1.5 g
　ツ
▶ ショウキョウ 1.0 g
　三 Ｊ
▶ ショウキョウ 0.8 g
　コ

附子

▶ 加工ブシ 1.0 g
　三 *
▶ ブシ末 1.0 g
　Ｊ
▶ ブシ末 0.5 g
　ツ
▶ ブシ末 2（炮附子末）1.0 g
　コ

＊発売元がクラシエの場合，ブシ 1.0 g

問診

- 睡眠：—
- 食欲：—
- 小便：—
- 大便：**よく下痢になる**
- 全身：疲労倦怠感，むくみ，手足のしびれ
- 精神：—
- 頭：**めまい**
- 目：—
- 鼻：—
- 耳：—

- 口：—
- のど：—
- 胸：息切れ，動悸
- 腹：—
- 皮膚：—
- 月経：—
- こり：—
- 痛み：—
- 冷え：手，足，腰，腹，**全身**
- ほてり：—

舌診・脈診・腹診

- 舌：胖大，白苔
- 脈：沈，小，虚
- 腹：**腹力虚，胃内停水，腹部動悸（心下～臍上）**

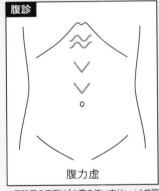

腹診

腹力虚

※腹診図の表現は「本書の使い方」(p.xiv) 参照

漢方医学的病態

- 虚実：虚実
- 寒熱：寒熱
- 気血水：水滞

- 下焦の虚：—
- 六病位：少陰

鑑別

▶ **五苓散**　ゴレイサン(p.26)
- (共通点) めまい，むくみ，下痢などの胃腸障害が認められる．
- (相違点) 冷えは認めず，発汗傾向があり，口渇を認める．

▶ **当帰芍薬散**　トウキシャクヤクサン(p.82)
- (共通点) 虚証で，倦怠感があり，冷えやむくみを認める．
- (相違点) 月経に関連した心身の不調，腹診での下腹部の圧痛所見など，瘀血の徴候が認められる．

▶ **人参湯**　ニンジントウ(p.86)
- (共通点) 虚証で，冷えや下痢が認められる．
- (相違点) 心窩部の痛みや不快感を訴え，腹診で心下痞鞕（しんかひこう）を認める．

▶ **大建中湯**　ダイケンチュウトウ(p.66)
- (共通点) 虚証で冷え，腹痛，下痢を認める．
- (相違点) 腹部膨満感，便秘を認める．

▶ **八味丸**　ハチミガン(p.94)
- (共通点) 冷えやむくみを認める．
- (相違点) 下半身の脱力感や排尿障害が認められ，胃腸は丈夫である．

▶ **啓脾湯**　ケイヒトウ
- (共通点) 虚証で，下痢症状を認める．腹診で胃内停水を認める．
- (相違点) 冷えはなく，泥状便や消化不良による下痢を認める．

▶ **茯苓四逆湯**　ブクリョウシギャクトウ(p.110)
- (共通点) 虚証で，冷え，下痢を認め，腹診で腹部動悸を認める．
- (相違点) 不眠や胸苦しさなどの煩躁（はんそう）症状を認める．

▶ **麻黄附子細辛湯**　マオウブシサイシントウ(p.126)
- (共通点) 冷えがある感冒に用いられる．
- (相違点) 咽頭痛を認める．

---

step forward

- 寝たきりの高齢者の熱発で，体温計で測定した体温は高いが手足は冷えているような場合，本方剤の使用を検討する．咳などの上気道症状にも有用である．
- 下痢は慢性で水様のことが多く，裏急後重（しぶり腹）はない．鶏鳴瀉あるいは五更瀉といわれる早朝の下痢に有効なことがある．
- めまいは「ふらっとする」「くらっとする」という表現で訴えられることが多い．

大建中湯
ダイケンチュウトウ

注意が必要な生薬
甘草 ○ 大黄 ○ 麻黄 ○

注意が必要な患者
妊産婦 ▬ 小児 ▬ 高齢者 △

`オ -` `ク -` `コ 100` `三 -` `J -` `ジ -` `虎 -` `ツ 100` `テ -` `東 -` `本 -` `松 -`

※アイコン，製薬会社等の略号は「本書の使い方」(p.x)参照

Key Point 冷えによる腹部症状に

■ 効能または効果（保険適用）

`A コ`　　`B ツ`

A 腹壁胃腸弛緩し，腹中に冷感を覚え，嘔吐，腹部膨満感があり，腸の蠕動亢進と共に，腹痛の甚だしいもの．胃下垂，胃アトニー，弛緩性下痢，弛緩性便秘，慢性腹膜炎，腹痛

B 腹が冷えて痛み，腹部膨満感のあるもの

■ 剤形

▶ 顆粒　`ツ`
▶ 細粒　`コ`

■ 用法・用量

用法
▶ 食前または食間 2〜3 回　`コ` `ツ`

用量（1 日製剤量）
▶ 27.0 g　`コ`
▶ 15.0 g　`ツ`

■ 使用上の注意（主な注意点を抜粋）

慎重投与
- 肝機能障害のある患者［肝機能障害が悪化するおそれがある］

重大な副作用
- 間質性肺炎
- 肝機能障害，黄疸

■ 組成

山椒
▶ サンショウ 2.0 g

人参
▶ ニンジン 3.0 g

乾姜
▶ カンキョウ 5.0 g

膠飴
▶ コウイ 20.0 g
　　コ
▶ コウイ 10.0 g
　　ツ

問診

- 睡眠：—
- 食欲：—
- 小便：—
- 大便：**よく便秘になる**，よく下痢になる
- 全身：—
- 精神：—
- 頭：—
- 目：—
- 鼻：—
- 耳：—
- 口：—
- のど：—
- 胸：—
- 腹：吐き気，腹痛（下腹部，全体），**腹が張る**，腹が鳴る
- 皮膚：—
- 月経：—
- こり：—
- 痛み：—
- 冷え：腹，全身
- ほてり：—

舌診・脈診・腹診

- 舌：—
- 脈：虚
- 腹：腹力虚，腹満（膨隆），**腹満（鼓音）**，腹部の冷感（臍周辺部，下腹部）

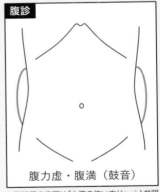

腹診

腹力虚・腹満（鼓音）

※腹診図の表現は「本書の使い方」(p.xiv)参照

漢方医学的病態

- 虚実：虚実
- 寒熱：寒熱
- 気血水：—
- 下焦の虚：—
- 六病位：太陰

鑑別

▶ **大承気湯**　ダイジョウキトウ (p.74)
　(共通点) 便秘，腹部膨隆を認める．
　(相違点) 実証で，腹力が強く，冷えは認めない．

▶ **半夏厚朴湯**　ハンゲコウボクトウ (p.98)
　(共通点) 腹部膨満感があり，腹診で鼓音が認められる．
　(相違点) 抑うつ感，咽頭の違和感，心窩部のつかえ感を認める．

▶ **桂枝加芍薬湯**　ケイシカシャクヤクトウ
　(共通点) 腹部膨満感があり，腹診で鼓音が認められる．
　(相違点) 冷えは目立たず，腹直筋の攣急を認める．

▶ **小建中湯**　ショウケンチュウトウ (p.50)
　(共通点) 虚証で，腹痛を認める．
　(相違点) 疲労感があり，腹診で腹直筋攣急が認められる．

▶ **当帰四逆加呉茱萸生姜湯**　トウキシギャクカゴシュユショウキョウトウ (p.78)
　(共通点) 虚証で冷え，腹痛を認める．
　(相違点) 冷えは四肢の末端に強く，しもやけや頭痛を伴う．

▶ **真武湯**　シンブトウ (p.62)
　(共通点) 虚証で冷え，腹痛，下痢を認める．
　(相違点) めまいやむくみを認める．

step forward

- 腹部手術の術後腸閉塞予防に頻用されているが，本来は冷え症の虚弱者で，腹の力が弱く，表面から腸の動きが透見できるような場合の腹痛，腹満感に使用される漢方方剤である．
- 自他覚的な腹部の冷えや，腹部が冷えると悪化する病態に広く用いられる．

大柴胡湯

ダイサイコトウ

注意が必要な生薬

甘草 ○ 大黄 ● 麻黄 ○

注意が必要な患者

妊産婦 ❗ 小児 ➖ 高齢者 △

オ 8 │ ク 8 │ コ 8 │ 三 31 │ J 8 │ ジ 8 │ 虎 8 │ ツ 8 │ テ 8 │ 東 77 │ 本 8 │ 松 8

※アイコン, 製薬会社等の略号は「本書の使い方」(p.x)参照

Key Point ▶ 強い胸脇苦満を伴う精神・身体症状に

きょうきょう く まん

■ 効能または効果(保険適用)

A-1 オ 虎 テ 東 本 松   A-2 ク J   A-3 ジ   B コ   C 三   D ツ

A-1 がっしりとした体格で比較的体力があり, 便秘の傾向のあるものの次の諸症: 胃炎, 常習便秘, 高血圧に伴う肩こり・頭痛・便秘, 肩こり, 肥胖症

A-2 がっしりとした体格で比較的体力があり, 便秘の傾向のあるものの次の諸症: 肥満症, 高血圧に伴う肩こり・頭痛・便秘, 肩こり, 常習便秘, 胃炎

A-3 がっしりとした体格で比較的体力があり, 便秘の傾向のあるものの次の諸症: 胃炎, 常習便秘, 高血圧に伴う肩こり・頭痛・便秘, 肩こり, 肥胖症(又は肥満症)

C 胸やわき腹に圧迫感や痛みがあって胃部が硬く, つかえて便秘するもの. あるいは下痢したり, 耳鳴り, 食欲減退, 疲労などを伴うものの次の諸症: 胆嚢炎, 胆石症, 黄疸, 胃腸カタル, 動脈硬化, 高血圧症, 脳溢血, 半身不随, 肥満症, 喘息, 神経衰弱, 不眠症, 常習便秘, 痔疾, 肋間神経痛

B 肝臓部圧迫感, またはみぞおちが硬く張って, 胸や脇腹にも痛みや圧迫感があり, 便秘するもの, あるいはかえって下痢するもの, 耳鳴, 肩こり, 疲労感, 食欲減退などを伴うこともあるもの. 高血圧, 動脈硬化, 常習便秘, 肥満症, 黄疸, 胆石症, 胆嚢炎, 胃腸病, 気管支喘息, 不眠症, 神経衰弱, 陰萎, 痔疾, 半身不随

D 比較的体力のある人で, 便秘がちで, 上腹部が張って苦しく, 耳鳴り, 肩こりなど伴うものの次の諸症: 胆石症, 胆のう炎, 黄疸, 肝機能障害, 高血圧症, 脳溢血, じんましん, 胃酸過多症, 急性胃腸カタル, 悪心, 嘔吐, 食欲不振, 痔疾, 糖尿病, ノイローゼ, 不眠症

■ 剤形

▶ 顆粒 オ J 虎 ツ テ 本 松

▶ 細粒 ク コ 三 ジ 東

▶ 錠剤 オ ク

■ 用法・用量

用法

▶ 食前または食間 2〜3 回
　オ ク コ J ジ ツ 松
▶ 食前または食間 3 回　三 虎 本
▶ 食前 3 回　テ
▶ 空腹時 3 回　東

用量（1 日製剤量）

▶ 9.0 g　コ 三 テ
▶ 7.5 g　オ 顆粒 J ツ 本
▶ 6.0 g　ク 細粒 ジ 虎 東 松
▶ 18 錠(5.94 g)　オ 錠剤 ク 錠剤

■ 使用上の注意（主な注意点を抜粋）

慎重投与

● 下痢，軟便のある患者[これらの症状が悪化するおそれがある]
● 著しく胃腸の虚弱な患者[食欲不振，腹痛，下痢等があらわれることがある]
● 著しく体力の衰えている患者[副作用があらわれやすくなり，その症状が増強されるおそれがある]

重要な基本的注意

● 他の漢方製剤等を併用する場合は，含有生薬の重複に注意すること．ダイオウを含む製剤との併用には，特に注意すること．
● ダイオウの瀉下作用には個人差が認められるので，用法・用量に注意すること．

重大な副作用

● 間質性肺炎
● 肝機能障害，黄疸

■ 組成

柴胡

▶ サイコ 6.0 g

半夏

▶ ハンゲ 4.0 g
　オ ク コ 三 J 虎 ツ テ 本 松
▶ ハンゲ 3.0 g
　ジ 東

生姜

▶ ショウキョウ 2.0 g
　三 虎
▶ ショウキョウ 1.5 g
　本
▶ ショウキョウ 1.0 g
　オ ク コ J ジ ツ テ 松
▶ 生ショウキョウ 4.0 g
　東

黄芩

▶ オウゴン 3.0 g

芍薬

▶ シャクヤク 3.0 g

大棗

▶ タイソウ 3.0 g

枳実

▶ キジツ 2.0 g

大黄 ⚠

▶ ダイオウ 2.0 g
　コ 本
▶ ダイオウ 1.0 g
　オ ク 三 J ジ 虎 ツ テ 東 松

問診

- 睡眠：—
- 食欲：—
- 小便：—
- 大便：よく便秘になる
- 全身：—
- 精神：**憂うつ**，イライラ
- 頭：頭重
- 目：—
- 鼻：—
- 耳：—
- 口：口の中が乾く，口が苦い
- のど：—
- 胸：—
- 腹：**みぞおちの不快感**，吐き気，腹痛（上腹部），腹が張る
- 皮膚：—
- 月経：—
- こり：**肩**
- 痛み：—
- 冷え：—
- ほてり：—

舌診・脈診・腹診

- 舌：厚苔，白黄苔，黄苔
- 脈：実
- 腹：腹力実，腹満（膨隆），**心下痞鞕**，**胸脇苦満**，腹直筋攣急

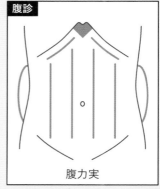

腹診

腹力実

※腹診図の表現は「本書の使い方」(p.xiv) 参照

漢方医学的病態

- 虚実：虚実
- 寒熱：寒熱
- 気血水：—
- 下焦の虚：—
- 六病位：少陽

鑑別

▶ **大承気湯**　ダイジョウキトウ (p.74)

共通点 実証で，不安・不眠，便秘，腹診で腹部膨満を認める.

相違点 腹診で(上腹部ではなく)臍部を中心とした腹部膨隆を認め，胸脇苦満は認めない.

▶ **防風通聖散**　ボウフウツウショウサン

共通点 便秘があり，肥満傾向で実証である.

相違点 腹診で臍部を中心とした腹部膨隆(大柴胡湯は上腹部中心)を認め，胸脇苦満は認めない.

▶ **柴胡加竜骨牡蛎湯**　サイコカリュウコツボレイトウ (p.30)

共通点 実証で，不眠などの精神神経症状・便秘を訴え，胸脇苦満がある.

相違点 不安感・抑うつ感が強く，腹診で腹部動悸を認める.

▶ **小柴胡湯**　ショウサイコトウ (p.54)

共通点 上腹部の痛みや不快感があり，舌診で白苔，腹診で胸脇苦満を認める.

相違点 便秘は認められず，腹診で腹力は強くなく，腹部膨隆は顕著ではない.

step forward

- 典型的には実証の漢方方剤とされているが，腹力が実でなくても使用しうる応用範囲の広い漢方方剤である. 不眠やうつなどの精神症状と腹診での胸脇苦満があれば，去大黄も含めてこの方剤の適応を考えてみてよい.

大承気湯
ダイジョウキトウ

注意が必要な生薬

| 甘草 ○ | 大黄 ● | 麻黄 ○ |

注意が必要な患者

| 妊産婦 ! | 小児 − | 高齢者 △ |

| オ − | ク − | コ 133 | 三 − | J − | ジ − | 虎 − | ツ 133 | テ − | 東 − | 本 − | 松 − |

※アイコン，製薬会社等の略号は「本書の使い方」(p.x)参照

Key Point 腹部膨隆を伴う頑固な便秘に

■ 効能または効果（保険適用）

A コツ

A 腹部がかたくつかえて，便秘するもの，あるいは肥満体質で便秘するもの.
常習便秘，急性便秘，高血圧，神経症，食当り

■ 剤形

▶ 顆粒　ツ
▶ 細粒　コ

■ 用法・用量

用法
▶ 食前または食間 2〜3 回　コ ツ

用量（1 日製剤量）
▶ 7.5 g　ツ
▶ 6.0 g　コ

■ 使用上の注意（主な注意点を抜粋）

慎重投与

- 下痢，軟便のある患者[これらの症状が悪化するおそれがある]
- 著しく胃腸の虚弱な患者[食欲不振，腹痛，下痢等があらわれるおそれがある]
- 著しく体力の衰えている患者[副作用があらわれやすくなり，その症状が増強されるおそれがある]

重要な基本的注意

- 他の漢方製剤等を併用する場合は，含有生薬の重複に注意すること．ダイオウを含む製剤との併用には，特に注意すること．
- ダイオウの瀉下作用には個人差が認められるので，用法・用量に注意すること．

■ 組成

枳実
▶ キジツ 3.0 g
　ツ
▶ キジツ 2.0 g
　コ

厚朴
▶ コウボク 5.0 g

大黄 ⚠
▶ ダイオウ 2.0 g

芒硝
▶ 無水ボウショウ 1.3 g
　ツ
▶ 無水ボウショウ 0.9 g
　コ

問診

- 睡眠：—
- 食欲：—
- 小便：—
- 大便：**よく便秘になる**
- 全身：—
- 精神：憂うつ
- 頭：—
- 目：—
- 鼻：—
- 耳：—

- 口：—
- のど：—
- 胸：—
- 腹：**腹が張る**
- 皮膚：—
- 月経：—
- こり：—
- 痛み：—
- 冷え：—
- ほてり：—

舌診・脈診・腹診

- 舌：乾，厚苔，黄苔，褐色苔，黒色苔
- 脈：実
- 腹：**腹力実，腹満（膨隆）**，腹満（鼓音）

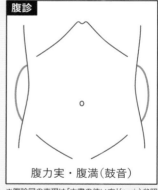

腹診

腹力実・腹満（鼓音）

※腹診図の表現は「本書の使い方」(p.xiv) 参照

漢方医学的病態

- 虚実：虚実
- 寒熱：寒熱
- 気血水：気滞

- 下焦の虚：—
- 六病位：陽明

鑑別

▶ **白虎加人参湯**　ビャッコカニンジントウ(p.106)

(共通点) 熱感，発汗過多を認める.

(相違点) 口渇があり，多尿・多飲で，皮膚乾燥・瘙痒感を認める.

▶ **大柴胡湯**　ダイサイコトウ(p.70)

(共通点) 実証で，不安・不眠，便秘，腹部膨満を認める.

(相違点) 腹診で(臍部ではなく)上腹部を中心とした腹部膨隆，胸脇苦満を認める.

▶ **大建中湯**　ダイケンチュウトウ(p.66)

(共通点) 便秘，腹部膨隆を認める.

(相違点) 虚証で，冷えがある. 中身のつまった腹部膨隆ではなく，ガスによる軟弱な腹部膨隆である.

step forward

- 急性熱病では，高熱が続き，意識がもうろうとしているような場合に便秘があれば，本方剤の適応となる. このような場合，下痢があっても使用することがある.
- 慢性疾患の場合は，臍を中心とした腹部膨隆がある人の便秘や精神症状に使用するとよい.
- 「承気」には気をめぐらせるという意味合いがあり，三承気湯〔調胃承気湯(大黄・甘草・芒硝)，小承気湯(大黄・枳実・厚朴)，大承気湯(大黄・枳実・厚朴・芒硝)，この順で腹部膨隆が高度となる〕，桃核承気湯(瘀血徴候を伴う)など，いずれも便秘に使用される.

当帰四逆加呉茱萸生姜湯
トウ　キ　シ　ギャク　カ　ゴ　シュ　ユ　ショウキョウトウ

注意が必要な生薬
| 甘草 ● | 大黄 ○ | 麻黄 ○ |

注意が必要な患者
| 妊産婦 ▬ | 小児 ▬ | 高齢者 △ |

オ 38 　ク 38 　コ 38 　三 − 　J − 　ジ − 　虎 − 　ツ 38 　テ − 　東 − 　本 − 　松 −

※アイコン，製薬会社等の略号は「本書の使い方」(p.x)参照

Key Point 四肢末端の冷え，しもやけに

■ 効能または効果（保険適用）

A オ ク ツ 　　B コ

A 手足の冷えを感じ，下肢が冷えると下肢または下腹部が痛くなりやすいものの次の諸症：しもやけ，頭痛，下腹部痛，腰痛

B 貧血，冷え症で頭痛，胃部圧重感，腰痛または下腹痛があって凍傷にかかりやすいもの．凍傷，慢性頭痛，坐骨神経痛，婦人下腹痛

■ 剤形

▶ 顆粒　オ ツ
▶ 細粒　ク コ

■ 用法・用量

用法
▶ 食前または食間 2〜3 回　オ ク コ ツ

用量（1 日製剤量）
▶ 9.0 g　オ コ
▶ 7.5 g　ク ツ

■ 使用上の注意（主な注意点を抜粋）

慎重投与

- 著しく胃腸の虚弱な患者［食欲不振，胃部不快感，悪心，下痢等があらわれることがある］
- 食欲不振，悪心，嘔吐のある患者［これらの症状が悪化するおそれがある］

重要な基本的注意

- 本剤にはカンゾウが含まれているので，血清カリウム値や血圧値等に十分留意し，異常が認められた場合には投与を中止すること．

重大な副作用

- 偽アルドステロン症
- ミオパチー

■ 組成

当帰
▶ トウキ 3.0 g

甘草 ⚠
▶ カンゾウ 2.0 g

桂皮
▶ ケイヒ 3.0 g

大棗
▶ タイソウ 5.0 g

芍薬
▶ シャクヤク 3.0 g

呉茱萸
▶ ゴシュユ 2.0 g

木通
▶ モクツウ 3.0 g

生姜
▶ ショウキョウ 1.0 g

細辛
▶ サイシン 2.0 g

問診

- 睡眠：—
- 食欲：—
- 小便：—
- 大便：—
- 全身：手足のしびれ
- 精神：—
- 頭：**頭痛**
- 目：—
- 鼻：—
- 耳：—

- 口：—
- のど：—
- 胸：—
- 腹：腹痛（下腹部）
- 皮膚：**しもやけ**
- 月経：月経痛
- こり：—
- 痛み：手，足
- 冷え：**手**，**足**，腰，腹，全身
- ほてり：—

舌診・脈診・腹診

- 舌：—
- 脈：沈，小，虚
- 腹：腹力虚，**下腹部の圧痛（鼠径部）**，
  腹部の冷感（下腹部）

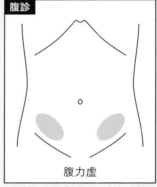

腹診

腹力虚

※腹診図の表現は「本書の使い方」(p.xiv)参照

漢方医学的病態

- 虚実：虚実
- 寒熱：寒熱
- 気血水：気逆

- 下焦の虚：—
- 六病位：太陰

鑑別

▶ **当帰芍薬散**　トウキシャクヤクサン(p.82)

（共通点）虚証で，冷えや頭痛を認める．

（相違点）めまいやむくみなど，水滞に基づく症状・徴候を認める．

▶ **大建中湯**　ダイケンチュウトウ(p.66)

（共通点）虚証で冷え，腹痛を認める．

（相違点）腹部膨満感があり，便秘や下痢を認める．

▶ **八味丸**　ハチミガン(p.94)

（共通点）冷えや腰痛を認める．

（相違点）口渇，排尿障害があり，腹診で小腹不仁を認める．冷えは下半身優位である．

step forward

• 手足の冷えを伴う慢性の下腹部痛や腰痛を主体とする病態を大塚敬節は疝気症候群（A 型）と呼び，本方剤が著効するとした．

当帰芍薬散
トウ　キ　シャクヤク　サン

注意が必要な生薬

| 甘草 ○ | 大黄 ○ | 麻黄 ○ |

注意が必要な患者

| 妊産婦 ⊟ | 小児 ⊟ | 高齢者 △ |

| オ 23 | ク 23 | コ 23 | 三 22 | J 23 | ジ 23 | 虎 23 | ツ 23 | テ 23 | 東 85 | 本 23 | 松 23 |

※アイコン，製薬会社等の略号は「本書の使い方」(p.x)参照

Key Point 虚弱者の月経関連症状に

■ 効能または効果（保険適用）

| A ツ | B コ | C 三 | D オ ク J ジ 虎 テ 東 本 松 |

A 筋肉が一体に軟弱で疲労しやすく，腰脚の冷えやすいものの次の諸症：貧血，倦怠感，更年期障害（頭重，頭痛，めまい，肩こり等），月経不順，月経困難，不妊症，動悸，慢性腎炎，妊娠中の諸病（浮腫，習慣性流産，痔，腹痛），脚気，半身不随，心臓弁膜症

B 貧血，冷え症で顔色が悪く，頭重，めまい，肩こり，動悸，足腰の冷え等の不定愁訴があって，排尿回数が多くて尿量が少なく，下腹部が痛むものの次の諸症：貧血症，冷え症，婦人更年期症，不妊症，流産癖，妊娠腎，ネフローゼ，月経不順，子宮内膜炎，血圧異常，痔脱肛，尋常性痤瘡

C 貧血，冷え症で胃腸が弱く，眼の周辺に薄黒いクマドリが出て，疲れやすく，頭重，めまい，肩こり，動悸などがあって，排尿回数多く尿量減少し，咽喉がかわくもの，あるいは冷えて下腹部に圧痛を認めるか，または痛みがあるもの，あるいは凍傷にかかりやすいもの．心臓衰弱，腎臓病，貧血症，産前産後あるいは流産による貧血症，痔核，脱肛，つわり，月経不順，月経痛，更年期神経症，にきび，しみ，血圧異常

D 比較的体力が乏しく，冷え症で貧血の傾向があり，疲労しやすく，ときに下腹部痛，頭重，めまい，肩こり，耳鳴り，動悸などを訴える次の諸症：月経不順，月経異常，月経痛，更年期障害，産前産後あるいは流産による障害（貧血，疲労倦怠，めまい，むくみ），めまい，頭重，肩こり，腰痛，足腰の冷え症，しもやけ，むくみ，しみ

■ 剤形

▶ 顆粒　才 J 虎 ツ テ 本 松
▶ 細粒　ク コ ヨ ジ 東
▶ 散剤　虎
▶ 錠剤　才

■ 用法・用量

用法

▶ 食前または食間 2〜3 回
　　才 ク コ J ジ ツ 松
▶ 食前または食間 3 回　　三 虎 本
▶ 食前 3 回　　テ
▶ 空腹時 3 回　　東

用量(1 日製剤量)

▶ 9.0 g　コ
▶ 7.5 g　才 三 J 虎 ツ テ 東 本 松
▶ 6.0 g　ク ジ
▶ 18 錠(5.94 g)　才 錠剤

■ 使用上の注意(主な注意点を抜粋)

慎重投与

● 著しく胃腸の虚弱な患者[食欲不振，胃部不快感，悪心，嘔吐，腹痛，下痢等があらわれることがある]
● 食欲不振，悪心，嘔吐のある患者[これらの症状が悪化するおそれがある]

■ 組成

当帰

▶ トウキ 3.0 g

川芎

▶ センキュウ 3.0 g

芍薬

▶ シャクヤク 6.0 g
　　ク ジ 虎
▶ シャクヤク 4.0 g
　　才 コ 三 J ツ テ 東 本 松

茯苓

▶ ブクリョウ 4.0 g

白朮／蒼朮

▶ ビャクジュツ 4.0 g
　　才 ク コ ヨ ジ 虎 テ 東 本
▶ ソウジュツ 4.0 g
　　J ツ 松

沢瀉

▶ タクシャ 5.0 g
　　ジ
▶ タクシャ 4.0 g
　　才 ク コ ヨ J 虎 ツ テ 東 本 松

当帰芍薬散 トウキシャクヤクサン

問診

- 睡眠：―
- 食欲：―
- 小便：―
- 大便：―
- 全身：疲労倦怠感，**むくみ**
- 精神：―
- 頭：**頭重**，めまい
- 目：―
- 鼻：―
- 耳：―
- 口：―
- のど：―
- 胸：―
- 腹：腹痛（下腹部）
- 皮膚：爪がもろい
- 月経：**月経不順，出血量少ない，月経痛**，月経前の不調，帯下が多い（水様，白色）
- こり：肩
- 痛み：―
- 冷え：手，足，腰，全身
- ほてり：―

舌診・脈診・腹診

- 舌：淡白舌，暗紅舌，歯痕
- 脈：沈，虚
- 腹：**腹力虚**，胃内停水，**下腹部の圧痛（臍傍部）**

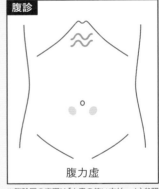

腹診

腹力虚

※腹診図の表現は「本書の使い方」(p.xiv) 参照

漢方医学的病態

- 虚実：虚実
- 寒熱：寒熱
- 気血水：血虚，水滞，瘀血
- 下焦の虚：―
- 六病位：太陰

鑑別

▶ **桂枝茯苓丸**　ケイシブクリョウガン(p.18)

共通点　月経に関連した心身の不調，腹診下腹部の圧痛所見が認められる.

相違点　実証で，のぼせやほてりを認める.

▶ **加味逍遙散**　カミショウヨウサン(p.10)

共通点　虚証で，月経関連症状を認める．腹診で下腹部の圧痛所見を認める.

相違点　イライラや不安などの精神症状が強く，舌体色が赤く，腹診で胸脇苦満
を認める.

▶ **当帰四逆加呉茱萸生姜湯**　トウキシギャクカゴシュユショウキョウトウ(p.78)

共通点　虚証で，冷えや頭痛を認める.

相違点　手足末端の冷えが中心で，しもやけができやすく，顔がほてり，むくみ
は少ない.

▶ **真武湯**　シンブトウ(p.62)

共通点　虚証で，倦怠感があり，冷えやむくみを認める.

相違点　冷えの程度が強く，下痢などの消化器症状を認める.

step forward

● 典型的な外観は細身で色白，竹久夢二の絵で描かれているような女性である．この
ような患者が頭痛やむくみ，月経関連症状を訴える場合は本方剤が著効する場合が
多い.

人参湯
ニンジントウ

注意が必要な生薬
| 甘草 ● | 大黄 ○ | 麻黄 ○ |

注意が必要な患者
| 妊産婦 ━ | 小児 ━ | 高齢者 △ |

オ32　ク32　コ32　三 -　J -　ジ -　虎32　ツ32　テ32　東88　本32　松32

※アイコン，製薬会社等の略号は「本書の使い方」(p.x)参照

Key Point 冷えを伴う心窩部痛や下痢に

■ 効能または効果（保険適用）

A-1 オ ク 虎 テ 本 松　　A-2 東　　B コ　　C ツ

A-1 手足などが冷えやすく，尿量が多いものの次の諸症：胃腸虚弱，胃アトニー，下痢，嘔吐，胃痛

A-2 手足が冷えやすく，尿量が多いものの次の諸症：胃腸虚弱，胃アトニー，下痢，嘔吐，胃痛

B 貧血，冷え症で胃部圧重感あるいは胃痛があり，軟便または下痢の傾向があるもの，あるいはときに頭重や嘔吐を伴うもの．慢性下痢，胃炎，胃アトニー症，貧血症，虚弱児の自家中毒，小児の食欲不振

C 体質虚弱の人，或いは虚弱により体力低下した人の次の諸症：急性・慢性胃腸カタル，胃アトニー症，胃拡張，悪阻(つわり)，萎縮腎

■ 剤形

▶ 顆粒　オ 虎 ツ テ 松
▶ 細粒　ク コ 東 本

■ 用法・用量

用法

▶ 食前または食間 2〜3 回　オ ク コツ ツ 本 松
▶ 食前または食間 3 回　　虎
▶ 食前 3 回　テ
▶ 空腹時 3 回　東

用量（1 日製剤量）

▶ 7.5 g　虎 ツ テ
▶ 6.0 g　オ ク コ 本 松
▶ 4.5 g　東

■ 使用上の注意（主な注意点を抜粋）

禁忌

- アルドステロン症の患者［疾患および症状が悪化するおそれがある］
- ミオパチーのある患者［疾患および症状が悪化するおそれがある］
- 低カリウム血症のある患者［疾患および症状が悪化するおそれがある］

重要な基本的注意

- 本剤にはカンゾウが含まれているので，血清カリウム値や血圧値等に十分留意し，異常が認められた場合には投与を中止すること．

重大な副作用

- 偽アルドステロン症
- ミオパチー

■ 組成

人参

▶ ニンジン 3.0 g

甘草 ⚠

▶ カンゾウ 3.0 g

白朮／蒼朮

▶ ビャクジュツ 3.0 g
　オ ク コ 虎 テ 東 本
▶ ソウジュツ 3.0 g
　ツ 松

乾姜

▶ カンキョウ 3.0 g

人参湯 ニンジントウ

問診

- 睡眠：—
- 食欲：食欲がない
- 小便：—
- 大便：**よく下痢になる**
- 全身：疲労倦怠感
- 精神：やる気が出ない
- 頭：—
- 目：—
- 鼻：—
- 耳：—
- 口：生唾がでる

- のど：—
- 胸：—
- 腹：みぞおちの不快感，胃もたれ，嘔吐，**腹痛（上腹部）**
- 皮膚：—
- 月経：—
- こり：—
- 痛み：—
- 冷え：**足，腹，全身**
- ほてり：—

舌診・脈診・腹診

- 舌：淡白舌，薄苔，白苔
- 脈：虚
- 腹：腹力虚，**心下痞鞕**，胃内停水，腹部の冷感（上腹部）

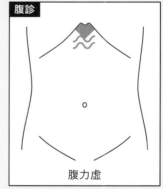

腹診

腹力虚

※腹診図の表現は「本書の使い方」(p.xiv) 参照

漢方医学的病態

- 虚実：虚実
- 寒熱：寒熱
- 気血水：気虚

- 下焦の虚：—
- 六病位：太陰

鑑別

▶ **半夏瀉心湯**　ハンゲシャシントウ(p.102)

(共通点) 食欲不振，下痢を認め，腹診で心下痞鞕を認める．
(相違点) 口内炎や腹鳴を認める．

▶ **桂枝人参湯**　ケイシニンジントウ

(共通点) 虚証で下痢症状を認める．
(相違点) 冷えと熱感を併せ持ち，下痢や頭痛，のぼせを認める．

▶ **六君子湯**　リックンシトウ(p.134)

(共通点) 虚証で，倦怠感，食欲不振を認める．
(相違点) 下痢や心窩部痛は認めず，心窩部不快感や胃もたれが主体となる．

▶ **真武湯**　シンブトウ(p.62)

(共通点) 虚証で，冷えや下痢が認められる．
(相違点) めまいやむくみが認められ，腹診上，心下の腹部動悸を認める．

▶ **茯苓四逆湯**　ブクリョウシギャクトウ(p.110)

(共通点) 虚証で，冷え，下痢を認める．
(相違点) 動悸，息苦しさ，身のおきどころのなさを訴え，強い冷えを認める．

---

step forward

- 水様唾液が多く出るというのが一つの使用目標となる．補中益気湯の使用目標にも唾液があるが，こちらは泡沫状の唾液が口角にたまりやすいというもので，本方剤とは異なる．
- 体力の低下，冷え，下痢が顕著な場合，真武湯と合わせて用いられることがある．
- 冷えが強い場合，ブシ末を加えて用いることがある(附子理中湯)．
- 消化器症状がなくても，虚証で冷えを伴う胸苦しさや咳嗽などの胸部症状に用いられる．

麦門冬湯

バクモンドウトウ

注意が必要な生薬

| 甘草 ○ | 大黄 ○ | 麻黄 ○ |

注意が必要な患者

妊産婦 ■　小児 ■　高齢者 △

オ -　ク -　コ 29　三 -　J 29　ジ 29　虎 -　ツ 29　テ 29　東 -　本 -　松 29

※アイコン，製薬会社等の略号は「本書の使い方」(p.x)参照

Key Point こみ上げてくるような乾性咳嗽に

効能または効果（保険適用）

A J ジ ツ テ 松　　B コ

A 痰の切れにくい咳，気管支炎，気管支ぜんそく

B こみ上げてくるような強い咳をして顔が赤くなるもの，通常喀痰は少量でねばく，喀出困難であり，時には喀痰に血滴のあるもの，あるいはのぼせて咽喉がかわき，咽喉に異物感があるもの．
気管支炎，気管支喘息，胸部疾患の咳嗽

剤形

▶ 顆粒　J ツ テ 松
▶ 細粒　コ ジ

用法・用量

用法
▶ 食前または食間 2～3 回　コ J ジ ツ 松
▶ 食前 3 回　テ

用量（1 日製剤量）
▶ 15.0 g　コ
▶ 9.0 g　ツ テ
▶ 7.5 g　J ジ 松

■ 使用上の注意（主な注意点を抜粋）

重要な基本的注意

- 本剤にはカンゾウが含まれているので，血清カリウム値や血圧値等に十分留意し，異常が認められた場合には投与を中止すること．

重大な副作用

- 間質性肺炎
- 偽アルドステロン症
- ミオパチー
- 肝機能障害，黄疸

■ 組成

麦門冬
▶ バクモンドウ 10.0 g

半夏
▶ ハンゲ 5.0 g

粳米
▶ コウベイ 5.0 g

大棗
▶ タイソウ 3.0 g

人参
▶ ニンジン 2.0 g

甘草 ⚠
▶ カンゾウ 2.0 g

麦門冬湯 バクモンドウトウ

問診

- 睡眠：—
- 食欲：—
- 小便：—
- 大便：—
- 全身：—
- 精神：—
- 頭：—
- 目：—
- 鼻：—
- 耳：—
- 口：**口の中が乾く**
- のど：のどの違和感
- 胸：**咳**
- 腹：—
- 皮膚：—
- 月経：—
- こり：—
- 痛み：—
- 冷え：—
- ほてり：—

舌診・脈診・腹診

- 舌：**乾**
- 脈：—
- 腹：—

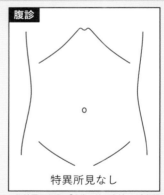

腹診

特異所見なし

※腹診図の表現は「本書の使い方」(p.xiv) 参照

漢方医学的病態

- 虚実：中間
- 寒熱：中間
- 気血水：津液不足
- 下焦の虚：—
- 六病位：少陽

鑑別

▶ **小青竜湯**　ショウセイリュウトウ(p.58)

共通点 咳き込み，呼吸困難を認める.

相違点 湿性の咳嗽で，水様鼻汁を認める.

▶ **半夏厚朴湯**　ハンゲコウボクトウ(p.98)

共通点 のどの違和感，咳嗽を認める.

相違点 不安や抑うつなどの精神・神経症状や胃もたれ，痰が絡む咳，腹部膨満感を認める.

▶ **滋陰降火湯**　ジインコウカトウ

共通点 口腔やのどの違和感とともに乾性の咳嗽がある.

相違点 明らかな虚証で，強いのどの乾燥感を認め便秘がある.

step forward

- 発作性の激しい咳嗽のため顔が上気するような場合で，痰を伴わない，あるいは粘稠な痰が出にくい時に使用される.
- 感冒後にこのような症状が遷延する場合，柴胡剤と合方することもある.

八味丸
ハ チ ミ ガン

注意が必要な生薬

甘草 ○	大黄 ○	麻黄 ○

注意が必要な患者

妊産婦 !	小児 !	高齢者 △

オ -	ク 700	コ 7	三 -	J -	ジ -	虎 -	ツ -	テ 7	東 -	本 7	松 -

※アイコン，製薬会社等の略号は「本書の使い方」(p.x)参照

> **Key Point** 加齢による心身機能低下に

■ 効能または効果（保険適用）

A ク テ 本　　**B** コ

A 疲れやすくて，四肢が冷えやすく，尿量減少または多尿で時に口渇がある次の諸症：下肢痛，腰痛，しびれ，老人のかすみ目，かゆみ，排尿困難，頻尿，むくみ

B 疲労倦怠感がいちじるしく，四肢は冷えやすいのにかかわらず，時にはほてることもあり，腰痛があって咽喉がかわき，排尿回数多く，尿量減少して残尿感がある場合と，逆に尿量が増大する場合があり，特に夜間多尿のもの．
血糖増加による口渇，糖尿病，動脈硬化，慢性腎炎，ネフローゼ，萎縮腎，膀胱カタル，浮腫，陰萎，坐骨神経痛，産後脚気，更年期障害，老人性の湿疹，低血圧

■ 剤形

▶ 顆粒　テ 本
▶ 細粒　コ
▶ 丸剤　ク

■ 用法・用量

用法

▶ 食前または食間 2～3 回　コ
▶ 食前または食間 3 回　ク テ 本

用量（1 日製剤量）

▶ 9.0 g　コ テ
▶ 7.5 g　本
▶ 6.0 g　ク

■ 使用上の注意（主な注意点を抜粋）

慎重投与

- 体力の充実している患者［副作用があらわれやすくなり，その症状が増強されるおそれがある］
- 暑がりで，のぼせが強く，赤ら顔の患者［心悸亢進，のぼせ，舌のしびれ，悪心等があらわれることがある］
- 著しく胃腸の虚弱な患者［食欲不振，胃部不快感，悪心，嘔吐，腹痛，下痢，便秘等があらわれることがある］
- 食欲不振，悪心，嘔吐のある患者［これらの症状が悪化するおそれがある］

重要な基本的注意

- 他の漢方製剤等を併用する場合は，含有生薬の重複に注意すること．ブシを含む製剤との併用には，特に注意すること．

■ 組成

地黄
▶ ジオウ 8.0 g
　[ク]
▶ ジオウ 5.0 g
　[コ][テ][本]

山茱萸
▶ サンシュユ 4.0 g
　[ク]
▶ サンシュユ 3.0 g
　[コ][テ][本]

山薬
▶ サンヤク 4.0 g
　[ク]
▶ サンヤク 3.0 g
　[コ][テ][本]

沢瀉
▶ タクシャ 3.0 g

茯苓
▶ ブクリョウ 3.0 g

牡丹皮
▶ ボタンピ 3.0 g

桂皮
▶ ケイヒ 1.0 g

附子
▶ ブシ 2(炮附子) 1.0 g
　[ク]
▶ ブシ末 1.0 g
　[テ][本]
▶ ブシ末 2(炮附子末) 1.0 g
　[コ]

八味丸 ハチミガン

問診

- 睡眠：—
- 食欲：—
- 小便：夜間尿，1日の尿量が多い，または少ない，**排尿困難**
- 大便：—
- 全身：**疲労倦怠感**（脚，腰，全身），**性欲減退**，むくみ，手足のしびれ，こむら返り
- 精神：もの忘れ，やる気が出ない
- 頭：めまい
- 目：目が疲れる
- 鼻：—
- 耳：耳鳴，難聴
- 口：口の中が乾く
- のど：—
- 胸：—
- 腹：—
- 皮膚：—
- 月経：—
- こり：—
- 痛み：**腰**
- 冷え：**足，腰**
- ほてり：足

舌診・脈診・腹診

- 舌：—
- 脈：—
- 腹：**小腹不仁**，正中芯（臍下），腹部の冷感（下腹部）

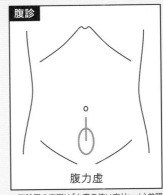

腹診

腹力虚

※腹診図の表現は「本書の使い方」（p.xiv）参照

漢方医学的病態

- 虚実：中間
- 寒熱：寒熱
- 気血水：水滞
- 下焦の虚：下焦の虚
- 六病位：少陰

鑑別

▶ **当帰四逆加呉茱萸生姜湯**　トウキシギャクカゴシュユショウキョウトウ(p.78)

　共通点　冷えや腰痛を認める.

　相違点　手足の末端が冷え，しもやけができやすく，下腹部痛や頭痛を認める.

▶ **牛車腎気丸**　ゴシャジンキガン

　共通点　冷え，下半身の脱力感，排尿障害などを認め，腹診で小腹不仁を認める.

　相違点　下肢に強いむくみ，しびれ，疼痛を認める.

▶ **真武湯**　シンブトウ(p.62)

　共通点　冷えやむくみを認める.

　相違点　虚証で下痢をしやすく，腹診で胃内停水，腹部動悸を認める.

---

step forward

● 加齢により現れやすい腎虚徴候，具体的には骨密度低下，白内障，下肢の筋力低下，冷え，腰痛，夜間頻尿，生殖機能低下などに有用な場合があり，アンチエイジングの観点からも重要な漢方方剤である.

半夏厚朴湯
ハンゲコウボクトウ

注意が必要な生薬
| 甘草 ○ | 大黄 ○ | 麻黄 ○ |

注意が必要な患者
| 妊産婦 − | 小児 − | 高齢者 △ |

| オ16 | ク16 | コ16 | 三13 | J16 | ジ16 | 虎16 | ツ16 | テ16 | 東93 | 本16 | 松 − |

※アイコン，製薬会社等の略号は「本書の使い方」(p.x) 参照

Key Point のどの違和感など不定愁訴に

■ 効能または効果（保険適用）

| A-1 オ 錠剤 ク J 虎 テ 東 本 | A-2 オ 顆粒 | A-3 ジ | B コ | C 三 | D ツ |

A-1 気分がふさいで，咽喉・食道部に異物感があり，ときに動悸，めまい，嘔気などを伴う次の諸症：不安神経症，神経性胃炎，つわり，せき，しわがれ声

A-2 気分がふさいで，咽喉，食道部に異物感があり，ときに動悸，めまい，嘔気などを伴う次の諸症：不安神経症，胃腸神経症，つわり，せき，しわがれ声

A-3 気分がふさいで，咽喉・食道部に異物感があり，ときに動悸，めまい，はき気などを伴う次の諸症：不安神経症，神経性胃炎，つわり，せき，しわがれ声

C 精神不安があって咽喉から胸もとにかけて，ふさがるような感じがして胃部が重苦しく，不眠・恐怖感，食欲不振，咳嗽などを伴うものの次の諸症：気管支喘息，気管支炎，百日咳，婦人悪阻，嗄声，胃神経症，更年期神経症，神経性咽頭痛，ノイローゼ

B 精神不安があり，咽喉から胸元にかけてふさがるような感じがして，胃部に停滞膨満感のあるもの．通常消化機能悪く，悪心や嘔吐を伴うこともあるもの．気管支炎，嗄声，咳嗽発作，気管支喘息，神経性食道狭窄，胃弱，心臓喘息，神経症，神経衰弱，恐怖症，不眠症，つわり，その他嘔吐症，更年期神経症，浮腫，神経性頭痛

D 気分がふさいで，咽喉，食道部に異物感があり，ときに動悸，めまい，嘔気などを伴う次の諸症：不安神経症，神経性胃炎，つわり，せき，しわがれ声，神経性食道狭窄症，不眠症

■ 剤形

- ▶ 顆粒　オ J 虎 ツ テ 本
- ▶ 細粒　ク コ 三 ジ 東
- ▶ 錠剤　オ ク

■ 用法・用量

用法

- ▶ 食前または食間 2〜3 回　オ ク コ J ジ ツ
- ▶ 食前または食間 3 回　三 虎 本
- ▶ 食前 3 回　テ
- ▶ 空腹時 3 回　東

用量（1 日製剤量）

- ▶ 7.5 g　J ツ テ 本
- ▶ 6.0 g　ク 細粒 コ 東
- ▶ 4.5 g　三 ジ 虎
- ▶ 3.0 g　オ 顆粒
- ▶ 12 錠（3.72 g）　オ 錠剤
- ▶ 12 錠（3.6 g）　ク 錠剤

■ 使用上の注意（主な注意点を抜粋）

特筆すべき注意事項はない

■ 組成

半夏
- ▶ ハンゲ 6.0 g

茯苓
- ▶ ブクリョウ 5.0 g

厚朴
- ▶ コウボク 3.0 g

蘇葉
- ▶ ソヨウ 3.0 g
　　　J 虎
- ▶ ソヨウ 2.0 g
　　　オ ク コ 三 ジ ツ テ 東 本

生姜
- ▶ 生ショウキョウ 4.0 g
　　　東
- ▶ ショウキョウ 1.5 g
　　　テ
- ▶ ショウキョウ 1.3 g
　　　ク
- ▶ ショウキョウ 1.0 g
　　　オ コ 三 J ジ 虎 ツ 本

問診

- 睡眠：眠れない
- 食欲：—
- 小便：—
- 大便：—
- 全身：—
- 精神：憂うつ，**不安感**
- 頭：めまい
- 目：—
- 鼻：—
- 耳：—
- 口：—

- のど：**のどの違和感**
- 胸：咳，息切れ，動悸，胸苦しさ
- 腹：**みぞおちの不快感**，吐き気，腹が張る
- 皮膚：—
- 月経：—
- こり：—
- 痛み：—
- 冷え：—
- ほてり：—

舌診・脈診・腹診

- 舌：—
- 脈：—
- 腹：腹満（鼓音）

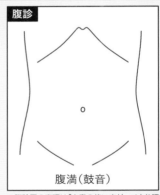

腹診

腹満（鼓音）

※腹診図の表現は「本書の使い方」(p.xiv) 参照

漢方医学的病態

- 虚実：中間
- 寒熱：中間
- 気血水：気滞，水滞

- 下焦の虚：—
- 六病位：少陽

鑑別

▶ **加味逍遙散**　カミショウヨウサン(p.10)

　(共通点) 不眠, 動悸, めまいなど多彩な症状を呈する.

　(相違点) いらだち感があり, 腹診で胸脇苦満や下腹部の圧痛を認める.

▶ **麦門冬湯**　バクモンドウトウ(p.90)

　(共通点) のどの違和感, 咳嗽を認める.

　(相違点) 口やのどの乾き(水を飲みたいのではなく水で湿らせたい)が強い.

▶ **香蘇散**　コウソサン(p.22)

　(共通点) 心身の種々の機能の不調を認める.

　(相違点) 虚証で, 元気のなさが前面に出ている.

▶ **六君子湯**　リックンシトウ(p.134)

　(共通点) 胃もたれ, 嘔気を認める.

　(相違点) 倦怠感があり, 腹診で胃内停水が認められる.

▶ **大建中湯**　ダイケンチュウトウ(p.66)

　(共通点) 腹部膨満感があり, 腹診で鼓音が認められる.

　(相違点) 虚証で, 視診上, 腸管の蠕動亢進が認められる.

---

step forward

- 代表的な気剤(気を調整する方剤)である. 症状が多彩である場合, まず考慮されるべき漢方方剤である.

- ストレスからくる胃の症状を訴える場合, 動悸や腹満感など他の気滞症状を伴っていることが多く, 本方の適応が考慮される.

半夏瀉心湯

ハ ン ゲ シャ シン トウ

注意が必要な生薬

| 甘草 ● | 大黄 ○ | 麻黄 ○ |

注意が必要な患者

| 妊産婦 ➖ | 小児 ➖ | 高齢者 △ |

| オ14 | ク14 | コ14 | 三18 | J14 | ジ14 | 虎14 | ツ14 | テ14 | 東94 | 本14 | 松14 |

※アイコン，製薬会社等の略号は「本書の使い方」(p.x) 参照

Key Point 心下痞鞕を伴う急性胃腸炎に

しん か ひ こう

■ 効能または効果（保険適用）

A オ ク J ジ 虎 ツ テ 東 本 松   B コ   C 三

A みぞおちがつかえ，ときに悪心，嘔吐があり食欲不振で腹が鳴って軟便または下痢の傾向のあるものの次の諸症：急・慢性胃腸カタル，醗酵性下痢，消化不良，胃下垂，神経性胃炎，胃弱，二日酔，げっぷ，胸やけ，口内炎，神経症

B 胃部がつかえ，悪心や嘔吐があり，食欲不振で舌苔や胃部に水分停滞感があり，腹鳴をともなって下痢するもの，あるいは軟便や粘液便を排出するもの．急性・慢性胃腸カタル，醗酵性下痢，消化不良，口内炎，つわり

C 胃部がつかえて悪心や嘔吐があり，舌苔や胃部に水分停滞感があって，食欲不振で，腹鳴を伴って，下痢または軟便を排出するものの次の諸症：急性・慢性胃腸カタル，醗酵性下痢，口内炎，消化不良，胃下垂，胃アトニー症，胃及び十二指腸潰瘍の軽症又は予後，つわり

■ 剤形

▶ 顆粒　オ J 虎 ツ テ 本 松
▶ 細粒　ク コ 三 ジ 東
▶ 錠剤　ク

■ 用法・用量

用法

▶ 食前または食間 2〜3 回
　　オ ク コ J ジ ツ 松
▶ 食前または食間 3 回　三 虎 本
▶ 食前 3 回　テ
▶ 空腹時 3 回　東

用量（1 日製剤量）

▶ 9.0 g　テ
▶ 7.5 g　オ コ 三 J ツ 本
▶ 6.0 g　ク 細粒 ジ 虎 東 松
▶ 18 錠(5.94 g)　ク 錠剤

■ 使用上の注意（主な注意点を抜粋）

禁忌

- アルドステロン症の患者
- ミオパチーのある患者
- 低カリウム血症のある患者

重要な基本的注意

- 本剤にはカンゾウが含まれているので，血清カリウム値や血圧値等に十分留意し，異常が認められた場合には投与を中止すること．

重大な副作用

- 間質性肺炎
- 偽アルドステロン症
- ミオパチー
- 肝機能障害，黄疸

■ 組成

半夏

▶ ハンゲ 6.0 g
　ジ
▶ ハンゲ 5.0 g
　オ ク コ 三 J 虎 ツ テ 東 本 松

黄芩

▶ オウゴン 3.0 g
　ジ
▶ オウゴン 2.5 g
　オ ク コ 三 J 虎 ツ テ 東 本 松

乾姜／生姜

▶ カンキョウ 3.0 g
　ジ
▶ カンキョウ 2.5 g
　オ コ 三 ツ テ 東 本 松
▶ ショウキョウ 2.5 g
　ク J 虎

人参

▶ ニンジン 3.0 g
　ジ
▶ ニンジン 2.5 g
　オ ク コ 三 J 虎 ツ テ 東 本 松

甘草 ⚠

▶ カンゾウ 3.0 g
　ジ
▶ カンゾウ 2.5 g
　オ ク コ 三 J 虎 ツ テ 東 本 松

大棗

▶ タイソウ 3.0 g
　ジ
▶ タイソウ 2.5 g
　オ ク コ 三 J 虎 ツ テ 東 本 松

黄連

▶ オウレン 1.0 g

問診

- 睡眠：―
- 食欲：食欲がない
- 小便：―
- 大便：**よく下痢になる**
- 全身：―
- 精神：―
- 頭：―
- 目：―
- 鼻：―
- 耳：―
- 口：口内炎ができやすい

- のど：―
- 胸：―
- 腹：みぞおちの不快感，胃もたれ，**吐き気**，嘔吐，腹痛，**腹が鳴る**
- 皮膚：―
- 月経：―
- こり：―
- 痛み：―
- 冷え：―
- ほてり：―

舌診・脈診・腹診

- 舌：中苔，白黄苔
- 脈：―
- 腹：**心下痞鞕**（しんかひこう）

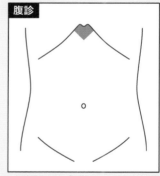

腹診

※腹診図の表現は「本書の使い方」(p.xiv) 参照

漢方医学的病態

- 虚実：中間
- 寒熱：寒熱
- 気血水：―

- 下焦の虚：―
- 六病位：少陽

鑑別

▶ **小柴胡湯**　ショウサイコトウ(p.54)

共通点 心窩部不快感，嘔気を認め，腹診で心下痞鞕を認める．

相違点 口苦感があり，腹診での胸脇苦満を認める．

▶ **黄連解毒湯**　オウレンゲドクトウ(p.2)

共通点 不眠や心窩部不快感があり，口内炎ができやすく，腹診で心下痞鞕を認める．

相違点 のぼせ，鼻出血，皮膚瘙痒感，体熱感を認める．

▶ **人参湯**　ニンジントウ(p.86)

共通点 食欲不振，下痢を認め，腹診で心下痞鞕を認める．

相違点 虚証で冷えを認める．

step forward

- 下痢を伴う胃腸炎や吃逆などに広く応用できる．
- 吃逆・逆流症状が強い時には熱湯に溶いたエキス剤に小指頭大の新鮮な生姜の搾り汁を加えて用いるとよい(生姜瀉心湯の方意＊)．

＊方意：その漢方方剤を処方する意図

白虎加人参湯
ビャッ コ カ ニンジントウ

注意が必要な生薬
甘草 ○　大黄 ○　麻黄 ○

注意が必要な患者
妊産婦 ▬　小児 ▬　高齢者 △

オ ▬　ク 34　コ 34　三 ▬　J ▬　ジ ▬　虎 ▬　ツ 34　テ 34　東 ▬　本 ▬　松 ▬

※アイコン，製薬会社等の略号は「本書の使い方」(p.x)参照

Key Point 口渇を伴う皮膚のかゆみと熱感に

■ 効能または効果（保険適用）

A ク コ ツ テ

A のどの渇きとほてりのあるもの

■ 剤形

▶ 顆粒　ツ テ
▶ 細粒　ク コ
▶ 錠剤　ク

■ 用法・用量

用法
▶ 食前または食間 2～3 回　ク コ ツ
▶ 食前 3 回　テ

用量（1 日製剤量）
▶ 12.0 g　コ
▶ 9.0 g　ツ テ
▶ 6.0 g　ク 細粒
▶ 12 錠（4.8 g）　ク 錠剤

■ 使用上の注意（主な注意点を抜粋）

慎重投与

- 胃腸の虚弱な患者［口中不快感，食欲不振，胃部不快感，軟便，下痢等があらわれることがある］
- 著しく体力の衰えている患者［副作用があらわれやすくなり，その症状が増強されるおそれがある］

重要な基本的注意

- 本剤にはカンゾウが含まれているので，血清カリウム値や血圧値等に十分留意し，異常が認められた場合には投与を中止すること．

重大な副作用

- 偽アルドステロン症
- ミオパチー

■ 組成

知母
▶ チモ 5.0 g

石膏
▶ セッコウ 15.0 g

甘草 ⚠
▶ カンゾウ 2.0 g

粳米
▶ コウベイ 8.0 g

人参
▶ ニンジン 3.0 g
　コ テ
▶ ニンジン 1.5 g
　ク ツ

問診

- 睡眠：―
- 食欲：―
- 小便：**1日の尿量が多い**
- 大便：―
- 全身：**汗をかきやすい**
- 精神：―
- 頭：―
- 目：―
- 鼻：―
- 耳：―
- 口：口の中が乾く
- のど：**のどが渇きやすい**
- 胸：―
- 腹：―
- 皮膚：かゆみ
- 月経：―
- こり：―
- 痛み：―
- 冷え：―
- ほてり：顔，手，足

舌診・脈診・腹診

- 舌：乾，紅舌，黄苔
- 脈：大，滑
- 腹：心下痞鞕（しんか ひこう）

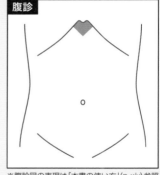

腹診

※腹診図の表現は「本書の使い方」(p.xiv) 参照

漢方医学的病態

- 虚実：中間
- 寒熱：寒熱
- 気血水：津液不足
- 下焦の虚：―
- 六病位：陽明

鑑別

▶ **大承気湯** ダイジョウキトウ(p.74)

(共通点) 熱感，発汗過多を認める.

(相違点) 実証で，便秘を認め，腹部は膨隆している.

▶ **黄連解毒湯** オウレンゲドクトウ(p.2)

(共通点) 皮膚瘙痒感，体熱感がみられ，舌に黄苔を認める.

(相違点) 不眠やのぼせ，口内炎，鼻出血を認める.

▶ **五苓散** ゴレイサン(p.26)

(共通点) 熱感，口渇，発汗過多を認める.

(相違点) 尿量は少なく，むくみ，頭痛，嘔吐を認める.

step forward

● 口渇，多飲，多尿が目標となる．現代医学的に考えれば熱中症による脱水（津液不足）の時に本方剤の適応病態となりやすい．

茯苓四逆湯

注意が必要な生薬

甘草 ●	大黄 ○	麻黄 ○

注意が必要な患者

妊産婦 !	小児 !	高齢者 △

Key Point 強い冷えを伴う倦怠感で辛いとき

茯苓四逆湯のエキス製剤は存在しないが，真武湯エキスと人参湯エキスを兼用することで代用可能である

■ 効能または効果（保険適用）

▶ 真武湯→ p.62 参照
▶ 人参湯→ p.86 参照

■ 剤形

▶ 真武湯→ p.62 参照
▶ 人参湯→ p.86 参照

■ 用法・用量

▶ 真武湯→ p.62 参照
▶ 人参湯→ p.86 参照

■ 使用上の注意（主な注意点を抜粋）

▶ 真武湯→ p.62 参照
▶ 人参湯→ p.86 参照

■ 組成（茯苓四逆湯）

茯苓
▶ ブクリョウ

甘草
▶ カンゾウ

乾姜
▶ カンキョウ

人参
▶ ニンジン

附子
▶ ブシ

■ 組成（真武湯＋人参湯）

真武湯

茯苓
▶ ブクリョウ 5.0 g
オ ク コ 三 J
▶ ブクリョウ 4.0 g
ツ

芍薬
▶ シャクヤク 3.0 g

蒼朮／白朮
▶ ソウジュツ 3.0 g
オ J ツ
▶ ビャクジュツ 3.0 g
ク コ 三

生姜
▶ ショウキョウ 1.5 g
ツ
▶ ショウキョウ 1.0 g
オ ク 三 J
▶ ショウキョウ 0.8 g
コ

附子
▶ 加工ブシ 1.0 g
三
▶ ブシ 1.0 g
ク
▶ ブシ末 1.0 g
オ J
▶ ブシ末 0.5 g
ツ
▶ ブシ末2（炮附子末）1.0 g
コ

人参湯

人参
▶ ニンジン 3.0 g

甘草 ⚠
▶ カンゾウ 3.0 g

白朮／蒼朮
▶ ビャクジュツ 3.0 g
オ ク コ 虎 テ 東 本
▶ ソウジュツ 3.0 g
ツ 松

乾姜
▶ カンキョウ 3.0 g

問診

- 睡眠：眠れない
- 食欲：食欲がない
- 小便：—
- 大便：**よく下痢になる**
- 全身：**疲労倦怠感**
- 精神：やる気が出ない
- 頭：—
- 目：—
- 鼻：—
- 耳：—
- 口：—
- のど：—
- 胸：動悸，**胸苦しさ**
- 腹：—
- 皮膚：—
- 月経：—
- こり：—
- 痛み：—
- 冷え：足，腰，腹，背中，**全身**
- ほてり：—

舌診・脈診・腹診

- 舌：—
- 脈：沈，虚
- 腹：腹力虚，**腹部動悸（臍上，臍傍）**，小腹不仁，正中芯

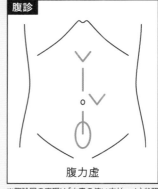

腹診

腹力虚

※腹診図の表現は「本書の使い方」(p.xiv) 参照

漢方医学的病態

- 虚実：虚実
- 寒熱：寒熱
- 気血水：気虚
- 下焦の虚：—
- 六病位：厥陰

鑑別

▶ **人参湯**　ニンジントウ(p.86)

　共通点　虚証で，冷え，下痢を認める.

　相違点　上腹部症状があり，腹診で心下痞鞕を認める.

▶ **真武湯**　シンブトウ(p.62)

　共通点　虚証で，冷え，下痢を認め，腹診で腹部動悸を認める.

　相違点　めまいやむくみなど，水滞徴候を認める.

---

step forward

- 身体の芯が冷え，新陳代謝が極度に低下しているときに，内部から温めて身体を鼓舞する漢方方剤である．冷えや倦怠感，煩躁(身のおきどころのなさ)を基本に生じる種々の病態に幅広く応用される.
- 身体内部は冷えているにも関わらず，表面上は熱状を呈するパラドキシカルな状態(真寒仮熱または虚熱と呼ぶ)を呈することがある.

防已黄耆湯
ボ ウ イ オ ウ ギ ト ウ

注意が必要な生薬
甘草 ● 大黄 ○ 麻黄 ○

注意が必要な患者
妊産婦 ■ 小児 ■ 高齢者 △

オ20 ク20 コ20 三- J20 ジ20 虎20 ツ20 テ20 東- 本20 松20

※アイコン，製薬会社等の略号は「本書の使い方」(p.x)参照

Key Point 水太りの人の膝関節痛に

■ 効能または効果（保険適用）

A オ ク J ジ 虎 テ 本 松　　B コ　　C ツ

A 色白で疲れやすく，汗のかきやすい傾向の
ある次の諸症：肥満症（筋肉にしまりのな
い，いわゆる水ぶとり），関節痛，むくみ

B 水ぶとりで皮膚の色が白く，疲れやすくて，
汗をかきやすいか，または浮腫があるもの．
関節炎，関節リウマチ，肥満症，多汗症

C 色白で筋肉軟らかく水ぶとりの体質で疲れ
やすく，汗が多く，小便不利で下肢に浮腫
をきたし，膝関節の腫痛するものの次の諸
症：腎炎，ネフローゼ，妊娠腎，陰嚢水腫，
肥満症，関節炎，癰，癤，筋炎，浮腫，皮
膚病，多汗症，月経不順

■ 剤形

▶ 顆粒　オ J 虎 ツ テ 本 松
▶ 細粒　ク コ ジ
▶ 錠剤　ク

■ 用法・用量

用法

▶ 食前または食間 2〜3 回
　 オ ク コ ノ ジ ツ 松
▶ 食前または食間 3 回　　虎 本
▶ 食前 3 回　テ

用量（1 日製剤量）

▶ 7.5 g　オ ク 細粒 コ ノ 虎 ツ テ 本
▶ 6.0 g　ジ 松
▶ 18 錠（5.94 g）　ク 錠剤

■ 使用上の注意（主な注意点を抜粋）

重要な基本的注意

● 本剤にはカンゾウが含まれているので，血清カリウム値や血圧値等に十分留意し，異常が認められた場合には投与を中止すること．

重大な副作用

● 間質性肺炎
● 偽アルドステロン症
● ミオパチー
● 肝機能障害，黄疸

■ 組成

防已

▶ ボウイ 5.0 g

黄耆

▶ オウギ 5.0 g

白朮／蒼朮

▶ ビャクジュツ 3.0 g
　 オ ク コ ジ 虎 テ 本
▶ ソウジュツ 3.0 g
　 ノ ツ 松

生姜

▶ ショウキョウ 1.0 g
　 オ ク ノ ジ 虎 ツ テ 本 松
▶ ショウキョウ 0.8 g
　 コ

大棗

▶ タイソウ 3.0 g

甘草 ⚠

▶ カンゾウ 1.5 g

防已黄耆湯 ボウイオウギトウ

問診

- 睡眠：—
- 食欲：—
- 小便：—
- 大便：—
- 全身：疲労倦怠感，**汗をかきやすい**，**むくみ**
- 精神：—
- 頭：—
- 目：—
- 鼻：—
- 耳：—
- 口：—
- のど：—
- 胸：—
- 腹：—
- 皮膚：—
- 月経：—
- こり：—
- 痛み：膝
- 冷え：—
- ほてり：—

舌診・脈診・腹診

- 舌：白苔
- 脈：—
- 腹：—

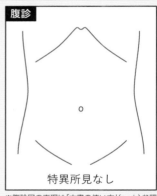

腹診

特異所見なし

※腹診図の表現は「本書の使い方」(p.xiv) 参照

漢方医学的病態

- 虚実：虚実
- 寒熱：中間
- 気血水：水滞
- 下焦の虚：—
- 六病位：太陰

鑑別

▶ **防風通聖散**　ボウフウツウショウサン
(共通点) 肥満体型である.
(相違点) 固太りで便秘があり，むくみは少ない.

▶ **五苓散**　ゴレイサン(p.26)
(共通点) 熱感，むくみ，発汗過多を認める.
(相違点) 口渇，尿量減少，頭痛，悪心・嘔吐，下痢を認める.

---

step forward

● 同じ肥満体型でも，防風通聖散が適応となる場合の腹は充実した太鼓腹であるのに
　対し，防已黄耆湯が適応となる場合の腹はカエル腹の様にブヨブヨした感じがあり，
　皮膚が軟弱である.
● 膝関節痛に用いて効果が不十分な場合，越婢加朮湯や麻杏薏甘湯，薏苡仁湯などを
　合方するとよい.

補中益気湯
ホ チュウ エッ キ トウ

注意が必要な生薬
甘草 ● 大黄 ○ 麻黄 ○

注意が必要な患者
妊産婦 ― 小児 ― 高齢者 △

オ41 ク41 コ41 三12 J41 ジ41 虎41 ツ41 テ41 東101 本41 松 ―

※アイコン，製薬会社等の略号は「本書の使い方」(p.x)参照

Key Point ▶ 過労による倦怠感に

■ 効能または効果（保険適用）

Ａ オ ク J ジ 虎 テ 東 本　　Ｂ コ　　Ｃ 三　　Ｄ ツ

Ａ 元気がなく胃腸のはたらきが衰えて疲れやすいものの次の諸症：虚弱体質，疲労倦怠，病後の衰弱，食欲不振，ねあせ

Ｃ 胃腸機能減退し，疲労倦怠感があるもの，あるいは頭痛，悪寒，盗汗，弛緩性出血などを伴うもの．結核性疾患および病後の体力増強，胃弱，貧血症，夏やせ，虚弱体質，低血圧，腺病質，痔疾，脱肛

Ｂ 体力が乏しく貧血ぎみで，胃腸機能が減退し，疲労倦怠感や食欲不振あるいは盗汗などあるものの次の諸症：病後・術後の衰弱，胸部疾患の体力増強，貧血症，低血圧症，夏やせ，胃弱，胃腸機能減退，多汗症

Ｄ 消化機能が衰え，四肢倦怠感著しい虚弱体質者の次の諸症：夏やせ，病後の体力増強，結核症，食欲不振，胃下垂，感冒，痔，脱肛，子宮下垂，陰萎，半身不随，多汗症

■ 剤形

▶ 顆粒　オ J 虎 ツ テ 本
▶ 細粒　ク コ 三 ジ 東
▶ 散剤　虎
▶ 錠剤　ジ

■ 用法・用量

用法
▶ 食前または食間 2〜3 回　オ ク コ リ ジ ツ
▶ 食前または食間 3 回　三 虎 本
▶ 食前 3 回　テ
▶ 空腹時 3 回　東

用量(1 日製剤量)
▶ 12.0 g　オ コ
▶ 9.0 g　三
▶ 7.5 g　ク リ ジ 細粒 虎 ツ テ 東 本
▶ 18 錠(7.5 g)　ジ 錠剤

■ 使用上の注意(主な注意点を抜粋)

重要な基本的注意
● 本剤にはカンゾウが含まれているので，血清カリウム値や血圧値等に十分留意し，異常が認められた場合には投与を中止すること.

重大な副作用
● 間質性肺炎
● 偽アルドステロン症
● ミオパチー
● 肝機能障害，黄疸

■ 組成

人参
▶ ニンジン 4.0 g

白朮／蒼朮
▶ ビャクジュツ 4.0 g
　オ ク コ 三 ジ 虎 テ 東 本
▶ ソウジュツ 4.0 g
　リ ツ

黄耆
▶ オウギ 4.0 g
　オ ク コ リ ジ 虎 ツ テ 本
▶ オウギ 3.0 g
　三 東

当帰
▶ トウキ 3.0 g

陳皮
▶ チンピ 2.0 g

大棗
▶ タイソウ 2.0 g

柴胡
▶ サイコ 2.0 g
　オ ク コ 三 ジ 虎 ツ 東
▶ サイコ 1.0 g
　リ テ 本

甘草 ⚠
▶ カンゾウ 1.5 g

生姜／乾姜
▶ 生ショウキョウ 2.0 g
　東
▶ ショウキョウ 0.5 g
　オ ク コ 三 リ ジ 虎 ツ テ
▶ カンキョウ 0.5 g
　本

升麻
▶ ショウマ 1.0 g
　オ ク コ 三 リ ジ 虎 ツ 東
▶ ショウマ 0.5 g
　リ テ 本

補中益気湯 ホチュウエッキトウ

問診

- 睡眠：日中すぐ眠くなる
- 食欲：**食欲がない**
- 小便：—
- 大便：—
- 全身：**疲労倦怠感**(腕, 脚, 全身), 汗
  をかきやすい(寝汗)
- 精神：やる気が出ない
- 頭：—
- 目：目が疲れる
- 鼻：—
- 耳：—

- 口：口が苦い, 生唾がでる, 味覚異常
- のど：—
- 胸：息切れ
- 腹：—
- 皮膚：—
- 月経：—
- こり：—
- 痛み：—
- 冷え：—
- ほてり：—

舌診・脈診・腹診

- 舌：薄苔, 白苔
- 脈：浮, 大, 虚
- 腹：心下痞鞕, 胸脇苦満, 腹部動悸
  <small>しんか ひこう きょうきょう くまん</small>

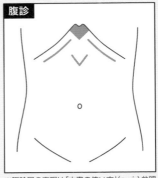

腹診

※腹診図の表現は「本書の使い方」(p.xiv) 参照

漢方医学的病態

- 虚実：虚実
- 寒熱：中間
- 気血水：気虚

- 下焦の虚：—
- 六病位：少陽

鑑別

▶ **柴胡桂枝乾姜湯**　サイコケイシカンキョウトウ(p.34)

(共通点) 虚証で微熱・倦怠感・盗汗があり，腹診で胸脇苦満，腹部動悸を認める.

(相違点) 不眠や驚きやすいなどの精神症状を認める.

▶ **十全大補湯**　ジュウゼンタイホトウ(p.46)

(共通点) 虚証で倦怠感，食欲不振がある.

(相違点) 貧血傾向や栄養不良，皮膚の乾燥，爪のもろさや脱毛徴候を認める.

▶ **六君子湯**　リックンシトウ(p.134)

(共通点) 虚証で倦怠感，食欲不振を認める.

(相違点) 胃もたれ，吐き気，食欲不振などの上部消化器症状が訴えの中心となる.

step forward

- 過労などによる体力低下に伴って免疫力も低下している場合に有用である.
- 胃下垂，脱肛，ヘルニアなど，内臓下垂傾向のある場合や男性不妊にも適応となる.
- 津田玄仙（江戸時代の医家）の 8 つの使用目標が有名である．①手足がだるい，②言語に力がない，③眼に勢いがない，④口中に白い泡沫ができる，⑤食事に味がない，⑥口渇があり熱い飲食物を好む，⑦臍部で動悸がする，⑧脈が散大で力がない.

麻黄湯

マ オ ウ ト ウ

注意が必要な生薬

甘草 ● 大黄 ○ 麻黄 ●

注意が必要な患者

妊産婦 ━ 小児 ━ 高齢者 △

オ - ク27 コ27 三 - J - ジ27 虎 - ツ27 テ27 東 - 本27 松 -

※アイコン，製薬会社等の略号は「本書の使い方」(p.x)参照

Key Point 節々の痛みと悪寒・熱感を伴う感冒の初期に

■ 効能または効果（保険適用）

A ク ジ テ 本　　B コ　　C ツ

A 風邪のひきはじめで，さむけがして発熱，頭痛があり，身体のふしぶしが痛いものの次の諸症：感冒，鼻かぜ

B 高熱悪寒があるにもかかわらず，自然の発汗がなく，身体痛，関節痛のあるもの，あるいは咳嗽や喘鳴のあるもの．感冒，鼻かぜ，乳児鼻づまり，気管支喘息

C 悪寒，発熱，頭痛，腰痛，自然に汗の出ないものの次の諸症：感冒，インフルエンザ（初期のもの），関節リウマチ，喘息，乳児の鼻閉塞，哺乳困難

■ 剤形

▶ 顆粒　ツ テ 本
▶ 細粒　ク コ ジ

■ 用法・用量

用法

▶ 食前または食間 2〜3 回　ク コ ジ ツ 本
▶ 食前 3 回　テ

用量（1 日製剤量）

▶ 7.5 g　ツ テ 本
▶ 6.0 g　ク コ
▶ 4.5 g　ジ

■ 使用上の注意（主な注意点を抜粋）

慎重投与
- 病後の衰弱期，著しく体力の衰えている患者［副作用があらわれやすくなり，その症状が増強されるおそれがある］
- 著しく胃腸の虚弱な患者［食欲不振，胃部不快感，悪心，嘔吐等があらわれることがある］
- 食欲不振，悪心，嘔吐のある患者［これらの症状が悪化するおそれがある］
- 発汗傾向の著しい患者［発汗過多，全身脱力感等があらわれることがある］
- 狭心症，心筋梗塞等の循環器系の障害のある患者，またはその既往歴のある患者［疾患および症状が悪化するおそれがある］
- 重症高血圧症の患者［疾患および症状が悪化するおそれがある］
- 高度の腎障害のある患者［疾患および症状が悪化するおそれがある］
- 排尿障害のある患者［疾患および症状が悪化するおそれがある］
- 甲状腺機能亢進症の患者［疾患および症状が悪化するおそれがある］

重要な基本的注意
- 本剤にはカンゾウが含まれているので，血清カリウム値や血圧値等に十分留意し，異常が認められた場合には投与を中止すること．

重大な副作用
- 偽アルドステロン症
- ミオパチー

■ 組成

麻黄 ⚠
▶ マオウ 5.0 g

桂皮
▶ ケイヒ 4.0 g

杏仁
▶ キョウニン 5.0 g

甘草 ⚠
▶ カンゾウ 1.5 g

麻黄湯 マオウトウ

問診

- 睡眠：—
- 食欲：—
- 小便：—
- 大便：—
- 全身：**汗をかきにくい**
- 精神：—
- 頭：頭痛
- 目：—
- 鼻：鼻がつまる，鼻血
- 耳：—
- 口：—
- のど：のどの痛み
- 胸：咳
- 腹：—
- 皮膚：—
- 月経：—
- こり：—
- 痛み：**手足，腰**
- 冷え：—
- ほてり：—

舌診・脈診・腹診

- 舌：—
- 脈：**浮，実**
- 腹：—

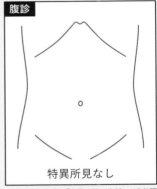

腹診

特異所見なし

※腹診図の表現は「本書の使い方」(p.xiv) 参照

漢方医学的病態

- 虚実：虚実
- 寒熱：寒熱
- 気血水：—
- 下焦の虚：—
- 六病位：太陽

鑑別

▶ **葛根湯**　カッコントウ(p.6)

(共通点) 実証で，悪寒，頭痛，発熱を認める．発汗はなく，脈は浮いて緊張している．

(相違点) 項背部のこりが強い．

▶ **小青竜湯**　ショウセイリュウトウ(p.58)

(共通点) 悪寒，発熱，鼻閉，喘鳴，咳嗽が認められる．

(相違点) 水様性鼻汁や水様性喀痰を認め，腹診で胃内停水がある．

▶ **桂枝湯**　ケイシトウ(p.14)

(共通点) 発熱・頭痛があり，脈が浮いている．

(相違点) 手足の痛みはなく，脈に力がない．

▶ **麻黄附子細辛湯**　マオウブシサイシントウ(p.126)

(共通点) 悪寒，発熱，関節痛を認める．

(相違点) 顔色が悪く手足の冷えが認められ，脈は沈で虚である．

step forward

● インフルエンザなど，症状の激しい急性ウイルス性感染症に使用される機会が多いが，構成生薬である麻黄に含まれるエフェドリンアルカロイドによる副作用（頻脈や血圧上昇，不眠，尿閉など）には注意が必要である．

麻黄附子細辛湯

マ　オ　ウ　ブ　シ　サ　イ　シ　ン　ト　ウ

注意が必要な生薬
| 甘草 ○ | 大黄 ○ | 麻黄 ● |

注意が必要な患者
| 妊産婦 ❗ | 小児 ❗ | 高齢者 △ |

| オ － | ク － | コ 127 | 三 8 | J － | ジ － | 虎 － | ツ 127 | テ － | 東 － | 本 － | 松 － |

※アイコン，製薬会社等の略号は「本書の使い方」(p.x)参照

Key Point ▶ 冷えが主体の感冒に

■ 効能または効果（保険適用）

| A 三 | B コ | C ツ |

A 悪寒，微熱，全身倦怠，低血圧で頭痛，めまいあり，四肢に疼痛冷感あるものの次の諸症：感冒，気管支炎，咳嗽

B 全身倦怠感があって，無気力で，微熱，悪寒するもの．感冒，気管支炎

C 悪寒，微熱，全身倦怠，低血圧で頭痛，めまいあり，四肢に疼痛冷感あるものの次の諸症：感冒，気管支炎

■ 剤形

▶ 顆粒　ツ
▶ 細粒　三
▶ カプセル　コ

■ 用法・用量

用法
▶ 食前または食間 2〜3 回　コ ツ
▶ 食前または食間 3 回　三

用量（1 日製剤量）
▶ 7.5 g　ツ
▶ 4.5 g　三
▶ 6 カプセル(1.68 g)　コ

■ 使用上の注意（主な注意点を抜粋）

慎重投与

- 体力の充実している患者[副作用があらわれやすくなり，その症状が増強されるおそれがある]
- 暑がりで，のぼせが強く，赤ら顔の患者[心悸亢進，のぼせ，舌のしびれ，悪心等があらわれることがある]
- 著しく胃腸の虚弱な患者[口渇，食欲不振，胃部不快感，悪心，嘔吐等があらわれることがある]
- 食欲不振，悪心，嘔吐のある患者[これらの症状が悪化するおそれがある]
- 発汗傾向の著しい患者[発汗過多，全身脱力感等があらわれることがある]
- 狭心症，心筋梗塞等の循環器系の障害のある患者，またはその既往歴のある患者[これらの疾患および症状が悪化するおそれがある]
- 重症高血圧症の患者[これらの疾患および症状が悪化するおそれがある]
- 高度の腎障害のある患者[これらの疾患および症状が悪化するおそれがある]
- 排尿障害のある患者[これらの疾患および症状が悪化するおそれがある]
- 甲状腺機能亢進症の患者[これらの疾患および症状が悪化するおそれがある]

重要な基本的注意

- 他の漢方製剤等を併用する場合は，含有生薬の重複に注意すること．ブシを含む製剤との併用には，特に注意すること．

重大な副作用

- 肝機能障害，黄疸

■ 組成

麻黄 ⚠

▶ マオウ 4.0 g

細辛

▶ サイシン 3.0 g

附子

▶ 加工ブシ 1.0 g
三 *

▶ ブシ末 1.0 g
ツ

▶ ブシ末 2（炮附子末）1.0 g
コ

＊発売元が大杉・クラシエの場合，ブシ 1.0 g

麻黄附子細辛湯 マオウブシサイシントウ

問診

- 睡眠：―
- 食欲：―
- 小便：―
- 大便：―
- 全身：**疲労倦怠感**
- 精神：―
- 頭：頭痛
- 目：―
- 鼻：くしゃみ，水っぽい鼻水
- 耳：―
- 口：―
- のど：**のどの痛み**，のどの違和感
- 胸：咳
- 腹：―
- 皮膚：―
- 月経：―
- こり：―
- 痛み：―
- 冷え：**全身**
- ほてり：―

舌診・脈診・腹診

- 舌：―
- 脈：**沈**，小，**虚**
- 腹：―

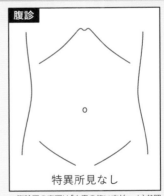

腹診

特異所見なし

※腹診図の表現は「本書の使い方」(p.*xiv*) 参照

漢方医学的病態

- 虚実：虚実
- 寒熱：寒熱
- 気血水：―
- 下焦の虚：―
- 六病位：少陰

128

鑑別

▶ **麻黄湯** マオウトウ(p.122)
  共通点 悪寒, 発熱, 関節痛を認める.
  相違点 実証で, 熱感が強く, 脈は浮いている.

▶ **小青竜湯** ショウセイリュウトウ(p.58)
  共通点 発熱, 水様性鼻汁, 水様性喀痰を認める.
  相違点 悪寒や冷えは強くなく, 脈の緊張は強い.

▶ **真武湯** シンブトウ(p.62)
  共通点 冷えがある感冒に用いられる.
  相違点 めまいや下痢を認め, のどの痛みは認めない.

step forward

● 高齢者・虚弱者が感冒に罹患するなどして悪寒, 関節痛, 咽頭痛, 手足の冷え, 全身
  倦怠感などを訴える場合, 本方剤の適応となることが多い. ただし麻黄の副作用
  (p.125)に注意が必要である.

抑肝散
ヨクカンサン

注意が必要な生薬
甘草 ● 大黄 ○ 麻黄 ○

注意が必要な患者
妊産婦 ▬ 小児 ▬ 高齢者 △

オ 54 ク - コ - 三 - J - ジ - 虎 - ツ 54 テ - 東 - 本 - 松 -
※アイコン，製薬会社等の略号は「本書の使い方」(p.x) 参照

Key Point 怒りっぽく，イライラを伴う不眠に

■ 効能または効果（保険適用）

A オ ツ

A 虚弱な体質で神経がたかぶるものの次の諸症：神経症，不眠症，小児夜なき，小児疳症

■ 剤形

▶ 顆粒 オ ツ

■ 用法・用量

用法
▶ 食前または食間 2～3 回 オ ツ

用量（1 日製剤量）
▶ 7.5 g オ ツ

■ 使用上の注意（主な注意点を抜粋）

慎重投与
- 著しく胃腸の虚弱な患者［食欲不振，胃部不快感，悪心，下痢等があらわれることがある］
- 食欲不振，悪心，嘔吐のある患者［これらの症状が悪化するおそれがある］

重要な基本的注意
- 本剤にはカンゾウが含まれているので，血清カリウム値や血圧値等に十分留意し，異常が認められた場合には投与を中止すること．

重大な副作用
- 間質性肺炎
- 偽アルドステロン症
- 心不全
- ミオパチー，横紋筋融解症
- 肝機能障害，黄疸

■ 組成

当帰
▶ トウキ 3.0 g

釣藤鈎
▶ チュウトウコウ 3.0 g

川芎
▶ センキュウ 3.0 g

白朮／蒼朮
▶ ビャクジュツ 4.0 g
　　オ
▶ ソウジュツ 4.0 g
　　ツ

茯苓
▶ ブクリョウ 4.0 g

柴胡
▶ サイコ 2.0 g

甘草 ⚠
▶ カンゾウ 1.5 g

抑肝散 ヨクカンサン

問診

- 睡眠：**眠れない**
- 食欲：ー
- 小便：ー
- 大便：ー
- 全身：ー
- 精神：憂うつ，**イライラ，感情の起伏が激しい**
- 頭：ー
- 目：ー
- 鼻：ー
- 耳：ー
- 口：ー
- のど：ー
- 胸：ー
- 腹：ー
- 皮膚：ー
- 月経：ー
- こり：ー
- 痛み：ー
- 冷え：ー
- ほてり：ー

舌診・脈診・腹診

- 舌：ー
- 脈：ー
- 腹：胸脇苦満，**腹直筋攣急**
  （きょうきょうくまん）（れんきゅう）

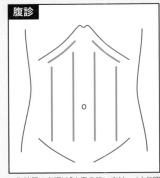

腹診

※腹診図の表現は「本書の使い方」(p.xiv) 参照

漢方医学的病態

- 虚実：中間
- 寒熱：中間
- 気血水：ー
- 下焦の虚：ー
- 六病位：少陽

鑑別

▶ **四逆散**　シギャクサン(p.42)

共通点　不眠，不安を認め，腹診で腹直筋攣急を認める．

相違点　手足の冷えを認め，腹診ではっきりした胸脇苦満を認める．

▶ **加味逍遙散**　カミショウヨウサン(p.10)

共通点　イライラや興奮，不眠を認める．

相違点　月経関連症状があり，腹診で腹部動悸，下腹部の圧痛を認める．

▶ **抑肝散加陳皮半夏**　ヨクカンサンカチンピハンゲ

共通点　イライラや不眠を認める．

相違点　虚証で，腹診上の腹部動悸を認める．

step forward

- 認知症に伴う行動・心理症状（behavioral and psychological symptoms of dementia；BPSD）に効く漢方方剤として有名であるが，神経が興奮しがちな人の不眠や体調不良に奏効する．
- アトピー性皮膚炎などでイライラしてかゆみが強い場合にも有用である．

六君子湯
リックンシトウ

注意が必要な生薬
甘草 ● 大黄 ○ 麻黄 ○

注意が必要な患者
妊産婦 ▬ 小児 ▬ 高齢者 △

オ43 ク43 コ43 三21 J - ジ - 虎 - ツ43 テ43 東107 本43 松43

※アイコン，製薬会社等の略号は「本書の使い方」(p.x)参照

Key Point 高齢者や虚弱体質者の
機能性ディスペプシア症状に

■ 効能または効果（保険適用）

A オ ク コ 三 ツ テ 東 本 松

A 胃腸の弱いもので，食欲がなく，みぞおちがつかえ，疲れやすく，貧血性で手足が冷えやすい
ものの次の諸症：胃炎，胃アトニー，胃下垂，消化不良，食欲不振，胃痛，嘔吐

■ 剤形

▶ 顆粒 オ ツ テ 本 松
▶ 細粒 ク コ 三 東

■ 用法・用量

用法
▶ 食前または食間 2～3 回 オ ク コ ツ 松
▶ 食前または食間 3 回 三 本
▶ 食前 3 回 テ
▶ 空腹時 3 回 東

用量（1 日製剤量）
▶ 9.0 g コ
▶ 7.5 g オ 三 ツ テ 本
▶ 6.0 g ク 東 松

■ 使用上の注意（主な注意点を抜粋）

重要な基本的注意

- 本剤にはカンゾウが含まれているので，血清カリウム値や血圧値等に十分留意し，異常が認められた場合には投与を中止すること．

重大な副作用

- 偽アルドステロン症
- ミオパチー
- 肝機能障害，黄疸

■ 組成

人参

▶ ニンジン 4.0 g
オ ク コ ヨ ツ テ 本 松

▶ ニンジン 3.0 g
東

白朮／蒼朮

▶ ビャクジュツ 4.0 g
オ ク コ ヨ テ 本 松

▶ ビャクジュツ 3.0 g
東

▶ ソウジュツ 4.0 g
ツ

茯苓

▶ ブクリョウ 4.0 g
オ ク コ ヨ ツ テ 本 松

▶ ブクリョウ 3.0 g
東

半夏

▶ ハンゲ 4.0 g
オ ク コ ヨ ツ テ 本 松

▶ ハンゲ 3.0 g
東

陳皮

▶ チンピ 2.0 g

大棗

▶ タイソウ 2.0 g

甘草 ⚠

▶ カンゾウ 1.5 g
東

▶ カンゾウ 1.0 g
オ ク コ ヨ ツ テ 本 松

生姜

▶ 生ショウキョウ 2.0 g
東

▶ ショウキョウ 0.5 g
オ ク コ ヨ ツ テ 本 松

六君子湯 リックンシトウ

問診

- 睡眠：—
- 食欲：**食欲がない**
- 小便：—
- 大便：—
- 全身：疲労倦怠感
- 精神：憂うつ，やる気が出ない
- 頭：—
- 目：—
- 鼻：—
- 耳：—
- 口：—
- のど：—
- 胸：—
- 腹：みぞおちの不快感，**胃もたれ**，**吐き気**
- 皮膚：—
- 月経：—
- こり：—
- 痛み：—
- 冷え：—
- ほてり：—

舌診・脈診・腹診

- 舌：白苔
- 脈：虚
- 腹：腹力虚，心下痞鞕（しんかひこう），**胃内停水**

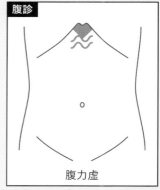

腹診

腹力虚

※腹診図の表現は「本書の使い方」(p.xiv) 参照

漢方医学的病態

- 虚実：虚実
- 寒熱：中間
- 気血水：気虚，水滞
- 下焦の虚：—
- 六病位：太陰

136

鑑別

▶ **半夏厚朴湯** ハンゲコウボクトウ(p.98)

共通点 胃もたれ，嘔気を認める．

相違点 不安や抑うつ，パニックなどの精神・神経症状とともに，動悸，呼吸困難，腹部膨満感など，多彩な身体症状を認める．

▶ **補中益気湯** ホチュウエッキトウ(p.118)

共通点 虚証で倦怠感，食欲不振を認める．

相違点 倦怠感が強く，腹診で胸脇苦満を認める．

▶ **人参湯** ニンジントウ(p.86)

共通点 虚証で，倦怠感，食欲不振を認める．

相違点 冷えが強く，下痢を伴いやすい．

▶ **四君子湯** シクンシトウ

共通点 虚証で，食欲不振，倦怠感を認める．

相違点 胃もたれや嘔気は顕著でない．

---

step forward

- 機能性ディスペプシア(functional dyspepsia；FD)に対するエビデンスを有し，心窩部不快感や胃もたれなどの上腹部症状に広く応用されている漢方方剤である．
- 上腹部痛を合併した場合には柴芍六君子湯の方意(その漢方方剤を処方する意図)で，四逆散や柴胡桂枝湯を合方する．
- 体力が不足した虚弱者の倦怠感，食欲不振に使用される四君子湯は気虚の基本方剤であるが，これに陳皮，半夏が加えられており，胃もたれや嘔気に配慮されている．

付　録

漢方方剤名	虚実			寒熱			気		
	虚	中間	実	寒	中間	熱	気虚	気滞	気逆
黄連解毒湯(p.2)			●			●			
葛根湯(p.6)			●			●			
加味逍遙散(p.10)	●					●			●
桂枝湯(p.14)	●					●			
桂枝茯苓丸(p.18)		●				●			●
香蘇散(p.22)	●				●			●	
五苓散(p.26)		●							
柴胡加竜骨牡蛎湯(p.30)			●			●			●
柴胡桂枝乾姜湯(p.34)	●					●			
柴胡桂枝湯(p.38)		●				●			
四逆散(p.42)		●				●			
十全大補湯(p.46)	●				●		●		
小建中湯(p.50)	●			●			●		
小柴胡湯(p.54)		●				●			
小青竜湯(p.58)		●				●			
真武湯(p.62)	●			●					
大建中湯(p.66)	●			●					
大柴胡湯(p.70)			●			●			
大承気湯(p.74)			●			●		●	
当帰四逆加呉茱萸生姜湯(p.78)	●			●					●
当帰芍薬散(p.82)	●			●					
人参湯(p.86)	●			●			●		
麦門冬湯(p.90)		●			●				
八味丸(p.94)		●		●					
半夏厚朴湯(p.98)		●			●			●	
半夏瀉心湯(p.102)		●				●			
白虎加人参湯(p.106)		●				●			
茯苓四逆湯(p.110)	●			●			●		
防已黄耆湯(p.114)	●				●				
補中益気湯(p.118)	●				●		●		
麻黄湯(p.122)			●			●			
麻黄附子細辛湯(p.126)	●			●					
抑肝散(p.130)		●				●			
六君子湯(p.134)	●				●		●		

| 血 | | 水 | | 下焦 | 六病位 | | | | | | 漢方方剤名 |
血虚	瘀血	水滞	津液不足	の虚	太陽	陽明	少陽	太陰	少陰	厥陰	
							●				黄連解毒湯
					●						葛根湯
	●						●				加味逍遙散
					●						桂枝湯
	●						●				桂枝茯苓丸
								●			香蘇散
		●					●				五苓散
							●				柴胡加竜骨牡蛎湯
							●				柴胡桂枝乾姜湯
							●				柴胡桂枝湯
							●				四逆散
●											十全大補湯
								●			小建中湯
							●				小柴胡湯
		●			●						小青竜湯
		●							●		真武湯
								●			大建中湯
							●				大柴胡湯
						●					大承気湯
								●			当帰四逆加呉茱萸生姜湯
●	●	●						●			当帰芍薬散
								●			人参湯
			●				●				麦門冬湯
		●		●					●		八味丸
		●					●				半夏厚朴湯
							●				半夏瀉心湯
			●			●					白虎加人参湯
										●	茯苓四逆湯
		●						●			防已黄耆湯
							●				補中益気湯
					●						麻黄湯
									●		麻黄附子細辛湯
							●				抑肝散
		●						●			六君子湯

141

❷ 〈舌診〉所見判断基準とグレーディング

舌の乾湿			基準	乾：明らかに乾燥しているもの 湿：明らかに湿潤しているもの				
			判定	乾	やや乾	中間	やや湿	湿
舌体		舌体色	基準	色で判断				
			判定	淡白	淡紅	紅	暗紅	紫
	舌体形	大きさ	基準	痩薄：口角と舌の間にすきまがあって薄い場合 胖大：口角の幅以上で厚い場合				
			判定	痩薄	やや痩薄	中間	やや胖大	胖大
		歯痕	基準	はっきりとついている歯形				
			判定	なし		少しあり		あり
		皺裂	基準	はっきりした複数の溝				
			判定	なし		少しあり		あり
		瘀点・瘀斑	基準	茶褐色または紫色の点あるいは斑				
			判定	なし		少しあり		あり
		紅点	基準	はっきりした真紅の点				
			判定	なし		少しあり		あり
		舌下の静脈怒張	基準	明らかな舌下の静脈の怒張				
			判定	なし		少しあり		あり
舌苔	舌苔質	有無・厚薄	基準	薄：やっと見える程度の苔があるもの 中：はっきりと苔があるものの舌体が見えるもの 厚：舌体が見えないもの				
			判定	なし	薄	中	厚	
	舌苔色		基準	色で判断（舌苔ありの場合）				
			判定	白	白黄	黄	灰	褐色	黒

③ 舌所見の典型例

舌の乾湿	乾　湿
舌体色	淡白　淡紅　紅　暗紅　紫
大きさ	痩薄　胖大
歯痕	
皺裂	
瘀点・瘀斑	瘀点　瘀斑
紅点	
舌下の静脈怒張	
舌苔質有無・厚薄	無苔　薄　中　厚
舌苔色	白苔　黄苔　灰苔　黒苔

〈脈診〉所見判断基準とグレーディング

浮沈 ふ ちん	基準	浮：皮膚に軽く触れるだけで脈状をもっとも明確に触知できるもの 沈：強く押しつけた時にもっとも明確に触知できるもの				
	判定	浮	やや浮	中間	やや沈	沈
虚実 きょ じつ	基準	虚：反発力が弱い脈 実：反発力が強い脈				
	判定	虚	やや虚	中間	やや実	実
数遅 さく ち	基準	数：脈拍数が 100/分以上 やや数：脈拍数が 90/分以上 やや遅：脈拍数が 60/分未満 遅：脈拍数が 50/分未満				
	判定	数	やや数	中間	やや遅	遅
大小	基準	大：幅の広い脈(標準的なストロー程度 約 6 mm) 小：幅の細い脈(つまようじ程度 約 2 mm)				
	判定	大	やや大	中間	やや小	小
滑渋 かつ じゅう	基準	指頭を伝わる脈状が 滑：なめらかで球が速く転がっていくような感じの脈 渋：ドロドロと遅滞する感じの脈				
	判定	滑	やや滑	中間	やや渋	渋
緊緩 きん かん	基準	緊：強く張った硬い弦を触っているような緊張感のある脈 緩：たるんだやわらかい弦を触っているように弛緩した脈				
	判定	緊	やや緊	中間	やや緩	緩

5 〈腹診〉所見判断基準とグレーディング

腹力（ふく りょく）	基準	臍の高さの少し上の腹直筋の外側を按圧し， 実：腹壁の弾力が強いもの 虚：腹壁の弾力が弱いもの				
	判定	虚	やや虚	中間	やや実	実
腹満（膨隆）（ふくまん）	基準	望診上の腹部全体の膨隆				
	判定	なし		少しあり		あり
腹満（鼓音）	基準	打診上の鼓音を認めるもの				
	判定	なし		少しあり		あり
心下痞鞕（しんか ひこう）	基準	心窩部に抵抗あるいは圧痛を認めるもの				
	判定	なし		少しあり		あり
胃内停水	基準	心窩部の腹壁をたたくとチャポチャポと振盪音のするもの				
	判定	なし		少しあり		あり
胸脇苦満（きょうきょう くまん）	基準	肋骨弓の中間点で肋骨の内側に滑らせるように指を押入れたときに，抵抗または圧痛を認めるもの				
	判定	なし		少しあり		あり
腹直筋攣急（れんきゅう）	基準	腹直筋が異常に緊張しているもの				
	判定	虚	やや虚	中間	やや実	実
腹部動悸	基準	腹部大動脈の拍動を触れるもの				
	判定	なし		少しあり		あり
小腹不仁（しょうふく ふ じん）	基準	下腹部の腹壁の弾力が上腹部のそれに比べて弱いもの				
	判定	なし		少しあり		あり
正中芯	基準	腹部正中の皮下に索状物を触れるもの				
	判定	なし		少しあり		あり
下腹部の圧痛	基準	下腹部に限局した硬結または圧痛				
	判定	なし		少しあり		あり
腹部の冷感	基準	触診上，腹部の他部位に比べて冷たいもの				
	判定	なし		少しあり		あり

⑥ 腹診の基本手技

腹診をはじめる際の心得

- 患者に足を伸ばして仰臥位になってもらい，心窩部から鼠径部まで，側腹部を含めて広く触診できるように腹部を露出させる
- 医師は患者の右側あるいは左側に立って腹診を行う
- まず全体を目で見て，膨隆の有無や緊張度をチェックする
- 次に全体を優しく，ゆっくり時計回りに触ることで患者をリラックスさせ，安心させる

腹診図の見かた

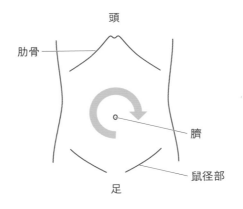

腹力（ふくりょく）

臍の高さの少し上の腹直筋の外側を按圧し，腹壁の弾力が強いものが実，弱いものが虚

所見を見る場所

腹部全体の弾力を参考にしつつ，臍の少し上の高さで腹直筋の外側（右図の色の濃い部分）を中心に判断する．

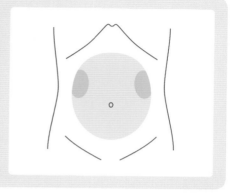

基本手技

- まずは優しくゆっくりなでるように触りながら腹部全体の弾力をみる
- 特に臍の高さの少し上，腹直筋の外側の部分の弾力を確かめる

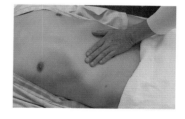

心下痞鞕（しんかひこう）

心窩部に抵抗，あるいは圧痛を認めるもの

胸骨体下端，両側肋骨弓（中間点まで），
中脘（胸骨体下端と臍の中点）で囲まれる
領域．

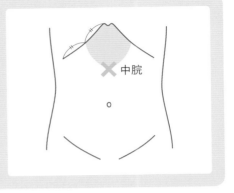

中脘

基本手技

心窩部を指先で押す．

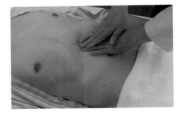

- 他覚的な抵抗，または圧痛（不快感のある時）があれ
  ば「心下痞鞕あり」と判断
- 押していない時の患者の自覚的な不快感などは，判
  断に含めない

● 胃内停水 (いないていすい)

上腹部の腹壁をたたくとチャポチャポと振盪音のするもの

所見を見る場所

胸骨体下端，両側肋骨弓(中間点まで)，臍で囲まれる領域.

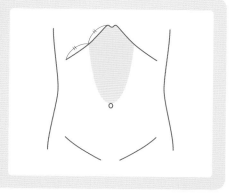

基本手技

● スナップをきかせて，指先でたたく

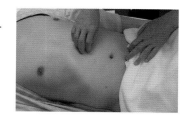

POINT

● わかりにくい場合は，患者の膝を立てた姿勢で診察する
● こぶしでたたく(写真1)，指をくっつけたままゆする(写真2)，手の甲でたたく(写真3)，など手の形を変えて診察する方法もある

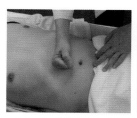
写真1

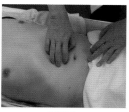
写真2

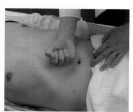
写真3

● 胸脇苦満 （きょうきょうくまん）

肋骨弓の中間点で肋骨の内側に滑らせるように指を押し入れたときに，抵抗または圧痛を認めるもの

所見を見る場所

肋骨弓の中間点

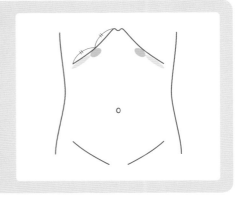

基本手技

● 両手で滑らせるように肋骨の内側に指を押し入れる

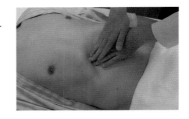

POINT

● 腹直筋や心下痞鞕が強い場合は，それらを避けた外側に指を押し入れる．
● わかりにくい場合は，片方の手で皮膚を寄せながら，指を肋骨の内側に押し入れる（写真1）
● 左右差を診る場合や小児に対して行う場合は，両方の親指で押し入れる（写真2）

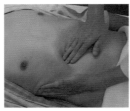

写真1

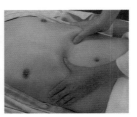

写真2

腹直筋攣急（ふくちょくきんれんきゅう）

腹直筋が異常に緊張しているもの

所見を見る場所

腹直筋全体

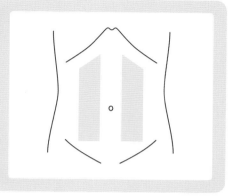

基本手技

- 両手で腹直筋を横方向（写真の矢印）になでるように触る

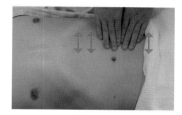

▶ 腹部動悸

腹部大動脈の拍動を触れるもの

所見を見る場所

およそ正中線上
- 心下：胸骨体下端と中脘（胸骨体下端と臍の中点）の間
- 臍上：中脘と臍の間
- 臍傍：臍の周辺
- 臍下：臍の直下

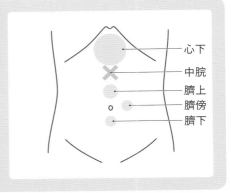

	心下
	中脘
	臍上
	臍傍
	臍下

基本手技

- 両手もしくは片手の指で軽く圧をかけて押し，拍動が触れるかを確認する

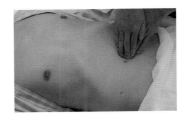

POINT

- 手のひらの手首寄りで動悸を感じる方法もある

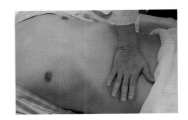

小腹不仁（しょうふくふじん）

下腹部の腹壁の弾力が上腹部のそれに比べて弱いもの

所見を見る場所

- 上腹部：上腹部全体をみるが特に臍の少し上の高さで腹直筋の外側（図の色の濃い部分）を中心に判断
- 下腹部：下腹部全体

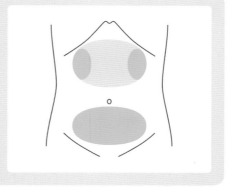

基本手技

- 上腹部と下腹部の弾力を指で押しながら比較する

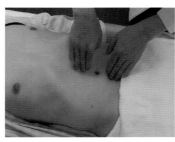

上腹部と下腹部の腹壁を診察

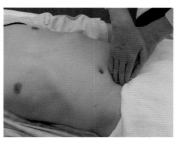

下腹部の腹壁を診察

正中芯 (せいちゅうしん)

腹部正中の皮下に索状物を触れるもの

腹部正中線上
- 臍上：胸骨体下端から臍まで
  (せいじょう)
- 臍下：臍から恥骨結合上端まで
  (せいか)

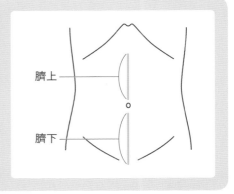

臍上

臍下

- 正中線を横方向に指先でなで，鉛筆の芯状の索状物が触れるかを確認する

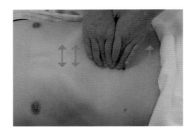

154

下腹部の圧痛

下腹部に限局した硬結または圧痛

所見を見る場所

- 臍傍部：臍の横，または斜め外下方（約2横指）付近
- 右腸骨窩部：回盲部周辺（臍と上前腸骨棘を結んだとき，臍から3分の2の位置）
- 左腸骨窩部：S状結腸部周辺
- 鼠径部

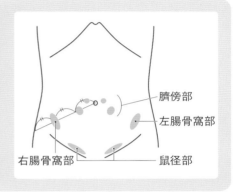

臍傍部
左腸骨窩部
右腸骨窩部
鼠径部

基本手技

- 臍傍部：1本指もしくは2本指で深く垂直にゆっくり押す（写真1）
- 腸骨窩部，鼠径部：鼠径部に向かって横方向に探るように動かしながら押してみる（写真2）

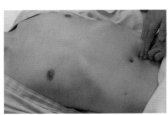
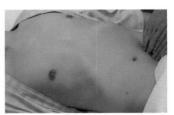

写真1　　　　　　　　写真2

POINT

- 典型的な臍傍部の圧痛所見では，硬結を探りながらその中心を見つけて押すと患者が圧痛を訴える
- 軽く押しただけでもひどく痛がる患者がいるので注意が必要である

漢方方剤索引

・太字は主要な解説ページを示す.

日本語索引

専門家のコンセンサスに基づく
ポケット漢方薬ガイド34

2021 年 8 月 1 日　1 版 1 刷　　　　　　　　　　©2021

著　者
ポケット漢方薬ガイド編集委員会

発行者
株式会社 南山堂　代表者 鈴木幹太
〒113-0034　東京都文京区湯島 4-1-11
TEL 代表 03-5689-7850　www.nanzando.com

ISBN 978-4-525-47141-5

A4714110101-A